幸運を呼び込む、

日本一使える波動の本

江本勝

VOICE

イラスト　◎さくらみゆき

はじめに

健康で幸せな人生を送り、夢を叶えたい。

もし、あなたがそう思っているのなら、「波動」について学んでください。

そして、毎日の中で波動を意識し、使いこなせるようになってください。

それは、決してむずかしいことではありません。人間は、みな、波動を自由自在に使う力を持っているのです。波動を基本に生きていけば、私たちは満ち足りた気持ちで人生を歩むことができます。そして明るい未来を築くことができます。

しかし、波動は目には見えませんし、触ることもできません。誰もが五感で感じ取っているのですが、あまりにも身近すぎて「これが波動だ」と実感することができないのです。ですから「波動には興味があるけれど、今ひとつよく理解できないな」「波動って、本当にあるのかな」と思っている方も、多いのではないでしょうか。

そこでこの本では、波動とは何か、どのように暮らしに取り入れていけばよいかということについてお話ししていきたいと考えています。基礎理論をわかりやすく解説し、日常での使い方をたっぷりご紹介していますので、もしあなたが「波動」という言葉に初めて興味を持ったばかりだとしても、楽しみながら学んでいただけるようになっています。

さて、ここで私と波動の出会いについてお話ししましょう。

私が波動の研究を本格的に始めたのは、一九八〇年代の終わり、アメリカで波動を測定する器械（共鳴磁場分析器）と出会ったことがきっかけです。以来、私は波動の存在に深く魅入られ研究を続けてきました。測定器は、波動の共鳴度を数値化できるすばらしい性能を持っています。それまで感覚的なものでしかなかった波動を、数値を確かめながら分析できるのが特徴です。そのおかげで、私は波動と人間、波動と世界の関係について、実に多くの考察を得ることができました。

波動は世界の成り立ちに欠かすことのできないものであり、人間がすこやかな体で幸せに暮らすための大きな助けになります。そのような新しい波動理論を雑誌や書籍で発表したところ、すぐに大変な反響を呼びました。また、測定器を使った一万例にも及ぶカウンセリングでも、めざましい結果を残すことができました。

私の波動論に寄せられた反響の一部をご紹介しましょう。

「波動という切り口で世界を考察した結果、こんなにすっきりわかりやすく理解できそうなのは、驚きです」

「今まで不安に思っていたこと、わからなかったことに光が射したように思いました」

「人間の可能性の大きさに、胸が高鳴る気持ちです。気への興味と関心から波動に出会えたわけですが、それらをより大きく実感し、確信を深めたい思いでいっぱいです」

このように、実に多くの方が波動のすばらしさに気づき、自分の心のあり方や生活環境を変えていきました。そのような方々が心身の健康を取り戻し、人生を好転させていくのを、私は大きな喜びを持って拝見してきました。

私自身の人生もまた、波動との出会いによって大きく変わりました。

波動を目に見える形でとらえたいと考えた私は、一九九四年、水を凍らせて結晶写真を撮ることに成功しました。結晶写真は、波動を忠実に映し出す「魔法の鏡」です。世界で初めて水の結晶写真を掲載した『水からの伝言』（波動教育社）を自費出版したところ、話題を呼び、関連書籍も含めて世界中で三百五十万部も発行されることになりました。これまで私は七十カ国以上を旅し、千回以上の講演を行っています。現在も、一年の半分以上は海外に招かれ講演を行い、日本にいるときも講座や講演にと忙しく飛び回っています。波動を学び始めた当時には考えられなかった生活です。

私の生活が変わったということは、私の内面が変わったということです。大きな反響をいただき、またご期待をいただくことによって、私自身の感性や創造性は驚くほど高まっていきました。その結果、次々と新しい波動理論を発見し、興奮と喜びの中で日々気づきを得ています。大変忙しい毎日ですが、大きな感謝を持って活動を行っています。すべて、波動について学び、実践してきたおかげだと言っていいでしょう。

波動について「知る」だけでは、残念ながら人生を変えることはできません。知っていても「使う」ことができなければ、意味がないのです。

この本は、「波動を日常に生かす」ことを目的としています。まず、第一、二章で基礎理論をお話しし、波動についてしっかり理解していただきます。波動を日常生活で使うためのウォーミングアップです。第三章では、波動を高めるためにはどうしたらよいのかを具体的にご紹介します。さまざまな場面で使える簡単なテクニックは、きっとすぐ役に立つはずです。第四章では、日頃私たちが抱えている問題にQ＆Aという形でアプローチしていきます。第五章では、これからの時代にあなたの能力を生かしていくための秘訣をご紹介しています。わかりやすい例や実験を交えながら紹介していますので、読み進めていただくうちに、波動の基礎から応用までしっかり身につけていただけるでしょう。

波動というフィルターを通して見ると、灰色だった世界があざやかに色づき始めます。

あなたの毎日に、波動という新しい考え方を取り入れたら、全く違う風景が見えてくるはずです。そして、全く違う明日がやってくるはずです。天からのギフトである波動を使って、あなたの人生を輝かせてください。

第一章
波動を知ると、世界が明るくなる

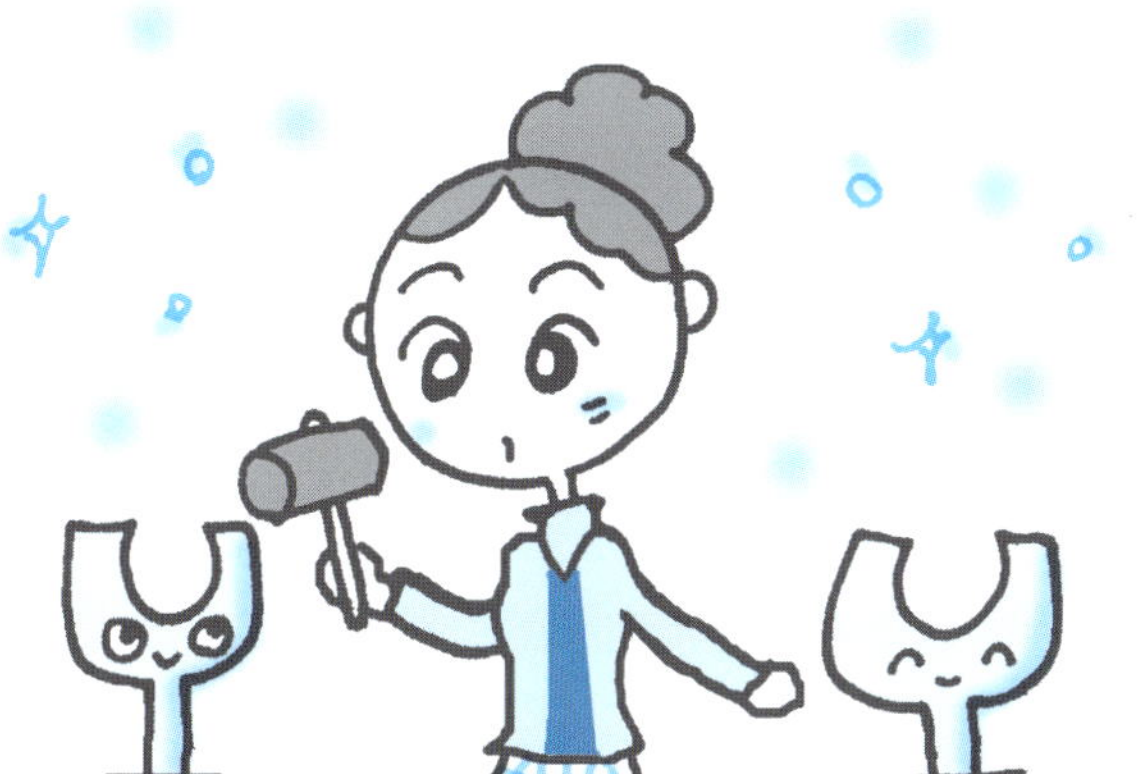

チベット僧の不思議な話

波動とは何かについてお伝えする前に、少し不思議な話から始めましょう。

あるチベットの高僧にまつわるエピソードです。チベット密教では、修行を極めた僧は、「虹の身体」を獲得すると言われています。「虹の身体」を得た僧が息を引き取ると、髪や爪などわずかな不純物以外はすべて天に帰り、文字通り肉体が「無」に帰すというのです。

その一例として伝えられているのが、これからお話しするニャラ・ペマ・ドゥンドゥルの最期です。

ある時、自分の死期を悟ったドゥンドゥルは、弟子たちを集めて自分の教えをすべて伝授し、その後ある山の山頂を指して、こう言いました。「死の時が来た。私はあそこを死に場所に選ぶつもりだ」と。弟子たちは泣いてすがりましたが、死期を変えることはできないと言うドゥンドゥルに従い、山頂に向かいます。山頂に着いたドゥンドゥルは、弟子たちに小さなテントを立てさせて中に入り、外から完全に縫い合わすよう命じました。自分をテントの中に密閉したのです。

それから七日間テントを放置するように言い渡された弟子たちは、下山して時を待ちました。その間、大量の雨が降ってはやみ、いくつもの虹が立ったと言います。

七日後、山頂に戻ってテントを開けた弟子たちが見たものは、ドゥンドゥルの服と髪、そして爪だけだったそうです。脱皮した蛇の抜け殻のように、服が着ていたままの状態で地面に落ちていたと弟子のひとりが証言しています。

これは、『虹と水晶』（法蔵館刊／ナムカイ・ノルブ著）という本の中にあるエピソードです。著者は、実際に目撃した弟子から話を聞いたと言います。似たような話は、『ヒマラヤ聖者の生活探究』（霞ヶ関書房刊／ベアード・T・スポールディング著）などにも記載されています。他にも、同じ現象の目撃者は何人も存在し、チベット密教に関心のある人の間では有名な話です。

いくら厳しい修行を積んだ高僧とはいえ、肉体が消滅してしまうなんて、にわかには信じがたい話ですね。しかしこの摩訶不思議な話も、波動の論理を使い、私たちの体の成り立ちを理解すれば、解明することができます。私の見解をお話ししましょう。

この通常ではあり得ない現象が成立した背景には、二つの要因があります。

ひとつは、ドゥンドゥルが人間の持っている欲や執着を超越し、悟りを得た波動の高い存在であること。そしてもうひとつは、テントのあった場所が低レベルの波動の干渉を受けない三千メートル級の高山であったことです。ある条件のもとで高い波動を創出できれば、我々の常識を超えた出来事を引き起こしたり、通常のレベルでは解決できない問題が消えたりするという事実を、このエピソードは物語ってくれているのです。

もちろん、この話を本当に理解していただくためには、もっと具体的にご説明する必要があるでしょう。これから、波動の性質や波動学から見た世界の成り立ちについてお話ししていきます。

なるべくわかりやすい例を挙げながら、お話しするつもりです。あなたがこれまで培ってきた「常識」を少し脇に置いて、オープンな心で読み進めていってください。今、あなたの目に見えている世界とは、全く別の新しい世界がひらけてくるはずです。

世界は、波動でできている

そもそも、波動とは何でしょう？　正確に答えられる人は少ないのではないでしょうか。波動とは、簡単に言うなら「エネルギーの最小単位」であり、「すべての存在を創造するエネルギーの素」です。物理学ではすでに常識となっていますが、すべての物質は固有の振動を発しています。それが「波動」です。

波動は、どのようにして発見されたのでしょうか？

話は、二十世紀初頭にさかのぼります。一九〇〇年代に入り、それまでの科学ではどうしても解明できない事象を解明するために、最先端の科学を担う物理学者たちは、ある世界に着目しました。超ミクロの素粒子の世界、ナノ（ナノメーター。十億分の一メートル）の世界です。

彼らは地球や宇宙の現象を理解するために、物質を構成する単位を原子レベル以下の単位まで小さくして研究を進めていきました。その結果、「すべてのものが固有の振動を発している」とい

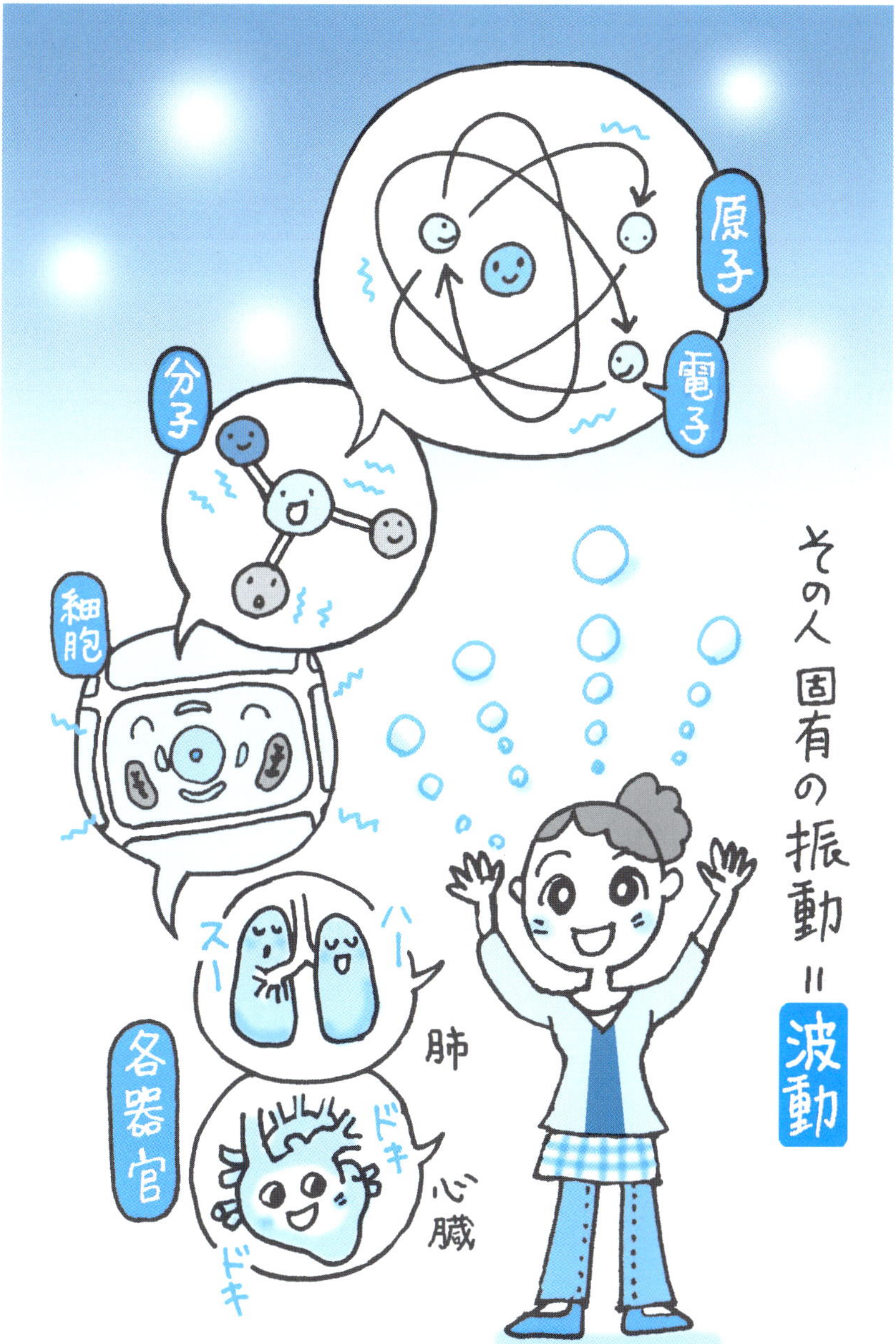
原子
電子
分子
細胞
スー
ハー
肺
各器官
ドキ
ドキ
心臓
その人固有の振動＝波動

うことがわかったのです。

私たちの体を例にとってお話ししましょう。少し長くなりますが大切なところですので、どうぞしばらくおつきあいください。

私たちの体の構成を分解していくと、次のような図式になります。

人間の身体→各器官、組織→細胞→分子→原子
体を構成する最小単位である原子の核のまわりを、電子（素粒子）が回転しています。その回転は、ひとつひとつ固有な軌道を描き、その軌道に応じて固有振動を発しているのです。ですから、原子の集合体である分子、分子の集合体である細胞、細胞の集合体である器官や組織も、当然固有の振動を持つことになります。

これは、何を意味するでしょう？　そう、人間の器官は、心臓なら心臓、肺なら肺と、独自の振動を発しており、器官や細胞の集合体である人間も、その人固有の振動、つまり波動を発しているということが言えるのです。

むずかしく感じるかもしれませんが、私たちは無意識のうちに波動を肌で感じ取っています。

初対面でただ挨拶を交わしただけでも、私たちは相手に対して「怖そうな人だな」「優しそうな人だな」「明るい人だな」という印象を持つものです。これは、私たちが瞬時にその人の波動を感じている証拠です。

ご存じの通り、あらゆる物質は原子で構成されています。それは、宇宙に存在するすべてのものが固有の振動を発しているということにほかなりません。地球上で一番硬い鉱物であるダイヤモンドでさえも、原子レベルでは規則正しく固有の振動を刻んでいます。

繰り返しになりますが、すべてのものは固有の振動、つまり波動を発しています。机も椅子も、花も木も……。もし、私たちの聴力がすばらしく発達していて、ありとあらゆるものが発する波動をすべて聞き取ることができたら大変なことになるでしょう。

しかし、幸いなことに私たちの耳が聞き取れる音（波動）は、成人でだいたい十五ヘルツから一万五千ヘルツまでだと言われています。約十オクターブの範囲です。

人間を構成する有機物の周波数を音に置き換えると、約四十二オクターブの幅があるという研究結果が、イギリスの医学雑誌に発表されました。その研究によると、もっとも高い音は五百七十兆ヘルツ。つまり、私たちの体は、四十二オクターブ分もの周波数を発することができ、最高で一秒間に五百七十兆回も振動しているということです。これは、おどろくべき性質です。人の体は小宇宙だと言われますが、このことを意味しているのかもしれませんね。

この世に存在する物質は、ひとつの例外もなく波動を発しています。そして、それぞれの物質が発する波動は、お互いに影響を与えあい、干渉しあっています。この事実を、まず波動の基本として理解しておきましょう。

すべてのものは「点滅」している

もうひとつ、大切な真理があります。すべての物質は、素粒子レベルにおいて人間の常識をはるかに超えた速さで「点滅」しているということです。

クリスマスイルミネーションが美しく点滅するように、波動的に見れば、私たちの細胞も虚と実の状態を行き来し「点滅」しています。陰と陽の世界を行ったり来たりしていると言い換えてもいいでしょう。ただし、そのスピードは超高速です。いったいどのくらいの速さかというと、現在わかっている素粒子の反応時間、十のマイナス二十三乗秒という核時間単位以上の速さです。

点滅しているのに、なぜ「物体」として存在しているのかと、不思議に思われることでしょう。たとえば、蛍光灯を思い浮かべてみてください。蛍光灯は、一秒間に約六十回点滅していますが、私たちの目には連続して灯っているように映ります。原理は、この蛍光灯と同じです。ずっと存在し続けている私たちも、素粒子レベルではついたり消えたりしているというわけです。

詳しい説明については、波動を使って人生を豊かにするという本書の目的から外れますので割愛しますが、興味のある方は私のこれまでの著書（『波動時代への序幕』サンロード、『波動の真理』ＰＨＰ研究所）を読んでみてください。ここでは、私たち人間を含めすべての物質が点滅を繰り返しながら、この世界に存在しているということを理解していただきたいと思います。

とはいえ、目の前にある堅い机や椅子や床は、さわってみても、ぴくりとも動きません。細かく振動し、点滅さえしているのだと言われても、あまりに普段の生活レベルとかけ離れている話なので、実感が持ちづらいかもしれませんね。

この真理を裏付ける記述が、古くから親しまれているお経にあります。

般若心経の中の「空即是色　色即是空」という言葉です。これは、「空（実体のない世界）」であり、「色（物質の世界）」は、その逆でもあるという意味です。この記述は、まさにこの素粒子レベルの点滅を意味しているのではないでしょうか。

人間は、気が遠くなるくらいの速さで点滅しています。虚（陰）の状態にあるときは、「空」つまり、「無」になるわけです。

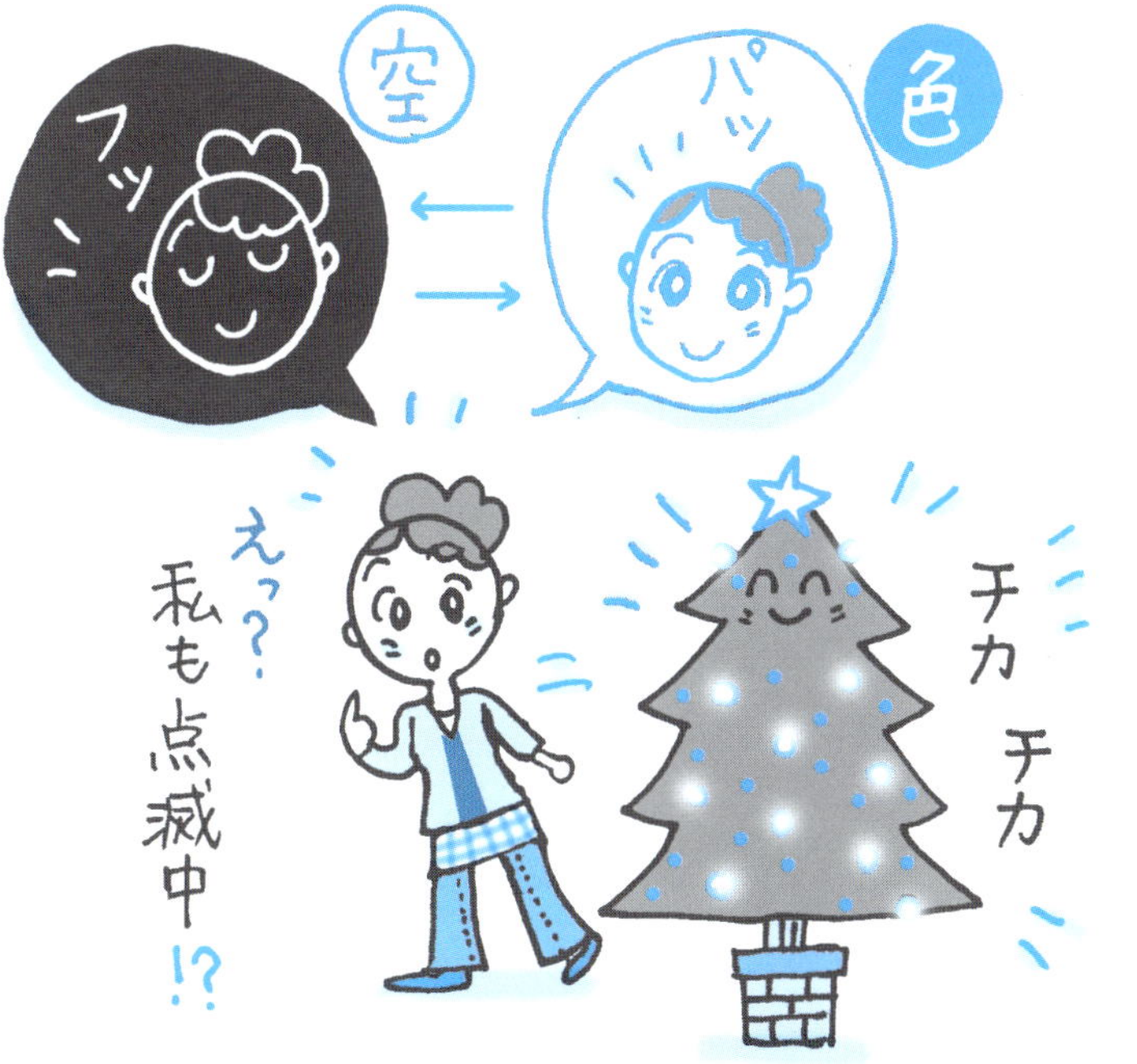

本来であれば、命の振動が止まり点滅が終わった時、エネルギー体である人間は、「無」へと帰すことができるはずです。光の粒子へと帰るという表現をしてもいいでしょう。しかし、我欲や執着を持ってしまったために、人は死後も地球へと縛りつけられてしまいます。

チベットの僧ドゥンドゥルは、厳しい修行を重ね、欲や執着などの煩悩から完全に解き放たれていました。おそらく、普通の人間とは比べものにならない高い波動を持っていたはずです。だからこそ、肉体も完全に地球の重力から解き放たれ、光の粒子へと昇華していけたのではないかと私は考えるのです。

残念ながら、現代科学で私のこの仮説を「証明」することはまだできません。「そんなことがあるわけがない」と決めつけるのは簡単でしょう。しかし、「あるわけがない理由」を明確に説明することも、今のところ誰にもできないはずです。

共鳴という神さまからの贈りもの

存在するすべてのものは、実にさまざまな変化に富んだ波動を発し、この世界を構成しています。しかし、その波動をひとつひとつ見ていくと、すべてドレミファソラシドの七つの音に集約することができます。どんなものが発する周波数も、オクターブが違うだけで七音のいずれかで表すことができるのです。

波動を考える上でもっとも大切な「共鳴」という現象が、このドレミファソラシドの性質によって説明できます。

共鳴とは、同じ性質を持つ者同士がともに振動し影響を与え合う現象です。

理科の時間に学んだ音叉の実験を思い出してください。同じ周波数の二つの音叉を並べて片方だけ叩くと、叩かなかった方の音叉も振動して鳴り始めましたね。これが「共鳴」です。

共鳴が起きるとお互いに影響を与え合います。ですから、叩かなかった方の音叉はもちろんのこと、叩いた方の音叉もより強く振動し響き合います。共鳴現象によってエネルギーが増幅し、調和の取れた世界を作り出すのです。

このしくみは、神さまからのすばらしいプレゼントです。

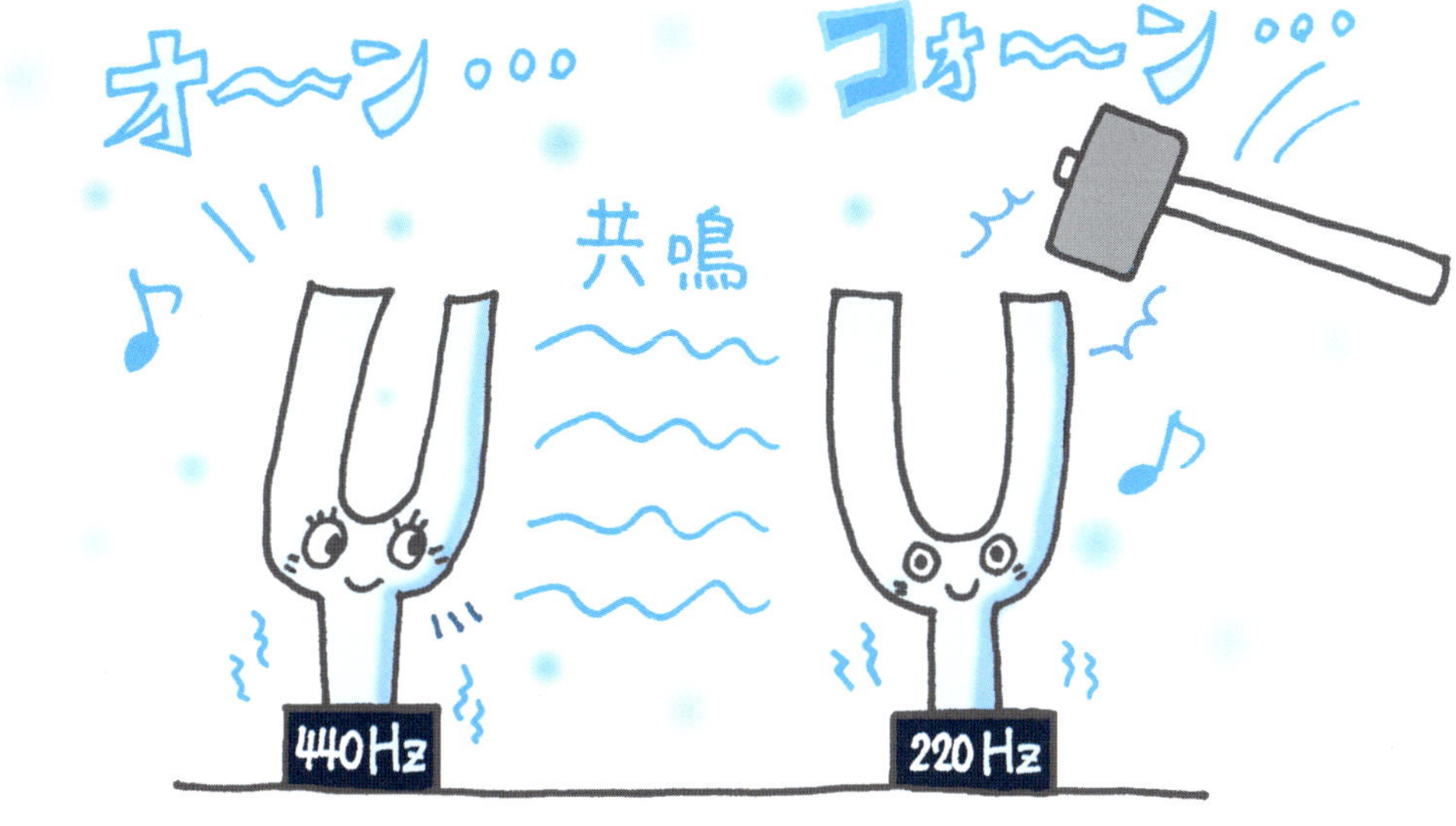

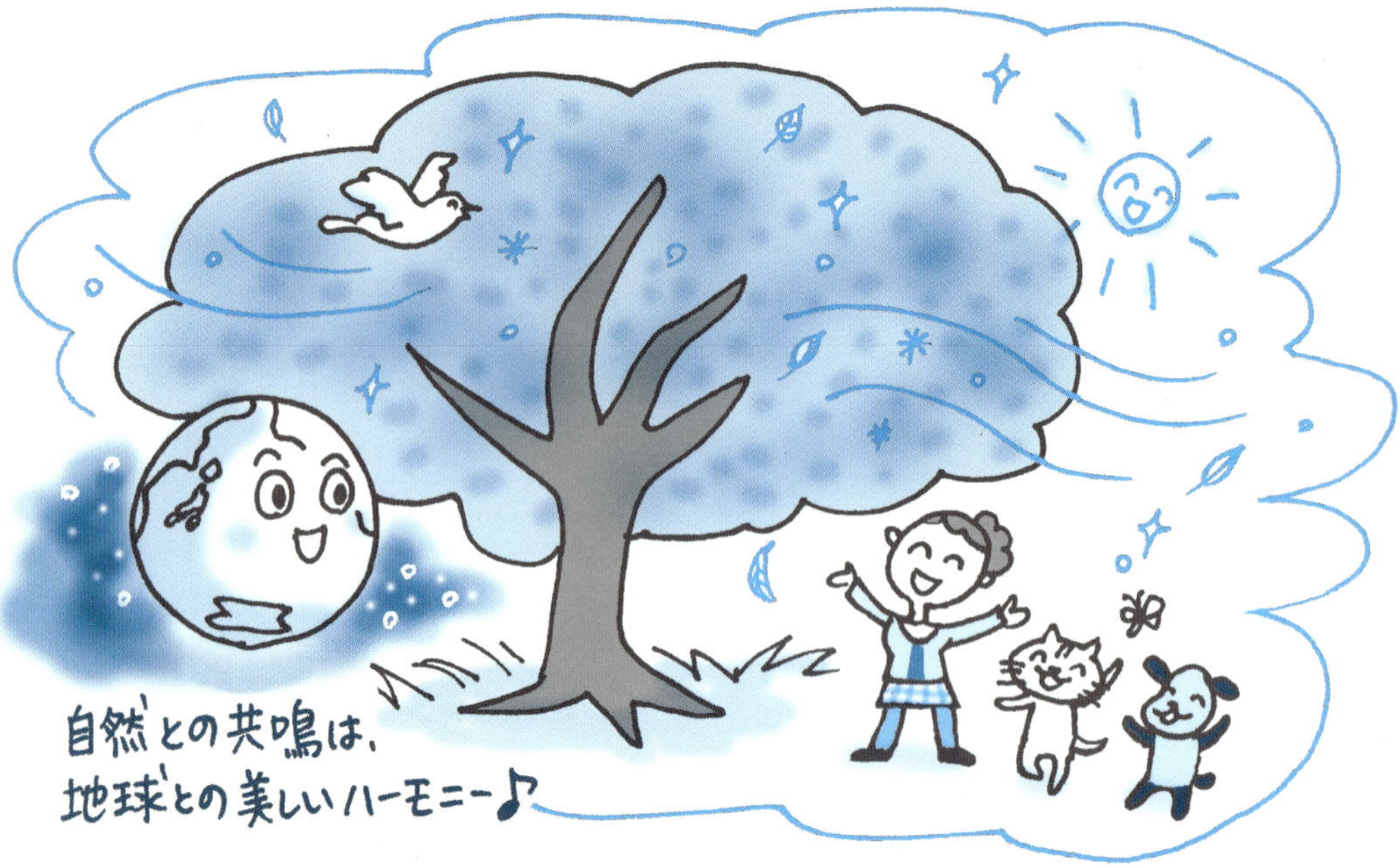

人間は、どんな人もたったひとりで独立して存在することはできません。誰かに支えてもらい、また、誰かを支えながら生きていきます。「その気になれば、人と関わらずに生きていくことだってできる」とうそぶく人もいるかもしれません。しかし、その人が住む所も、着る服も、食べる物も「他の誰か」の存在があったからこそ、手にすることができたわけです。言い換えれば、お互いのエネルギーが共鳴し合い社会が成り立っているということです。

もっと大きく考えてみましょう。偉大な自然、植物や動物の存在があるからこそ、私たちはこの地球上で生きていくことができます。おのおのが共鳴し合い、調和し合う時、世界は美しいハーモニーを奏で、地球はすばらしいエネルギーで満たされます。共鳴こそが、調和の取れた世界を作り出すカギになるのです。

共鳴現象は、倍音であれば、違う周波数の音でも起こります。倍音とは、オクターブ違いの同じ「音」のことです。この「倍音の法則」も、異質な者同士が存在する地球で、美しい調和を生み出すためのすばらしいシステムです。

先ほどの音叉実験を例にとると、四百四十ヘルツと二百二十ヘルツの二つの音叉を並べて片方だけを叩いても、同じ共鳴現象が起こります。周波数は違いますが、二つの音叉は倍音だからです。四百四十ヘルツの方が二百二十ヘルツよりも一オクターブ高いラの音を出します。

倍音であれば、どんなに周波数がかけ離れていても響き合います。ということは、同じ「音」の振動を発しさえすれば、どんなに高い周波数ともつながれるということです。

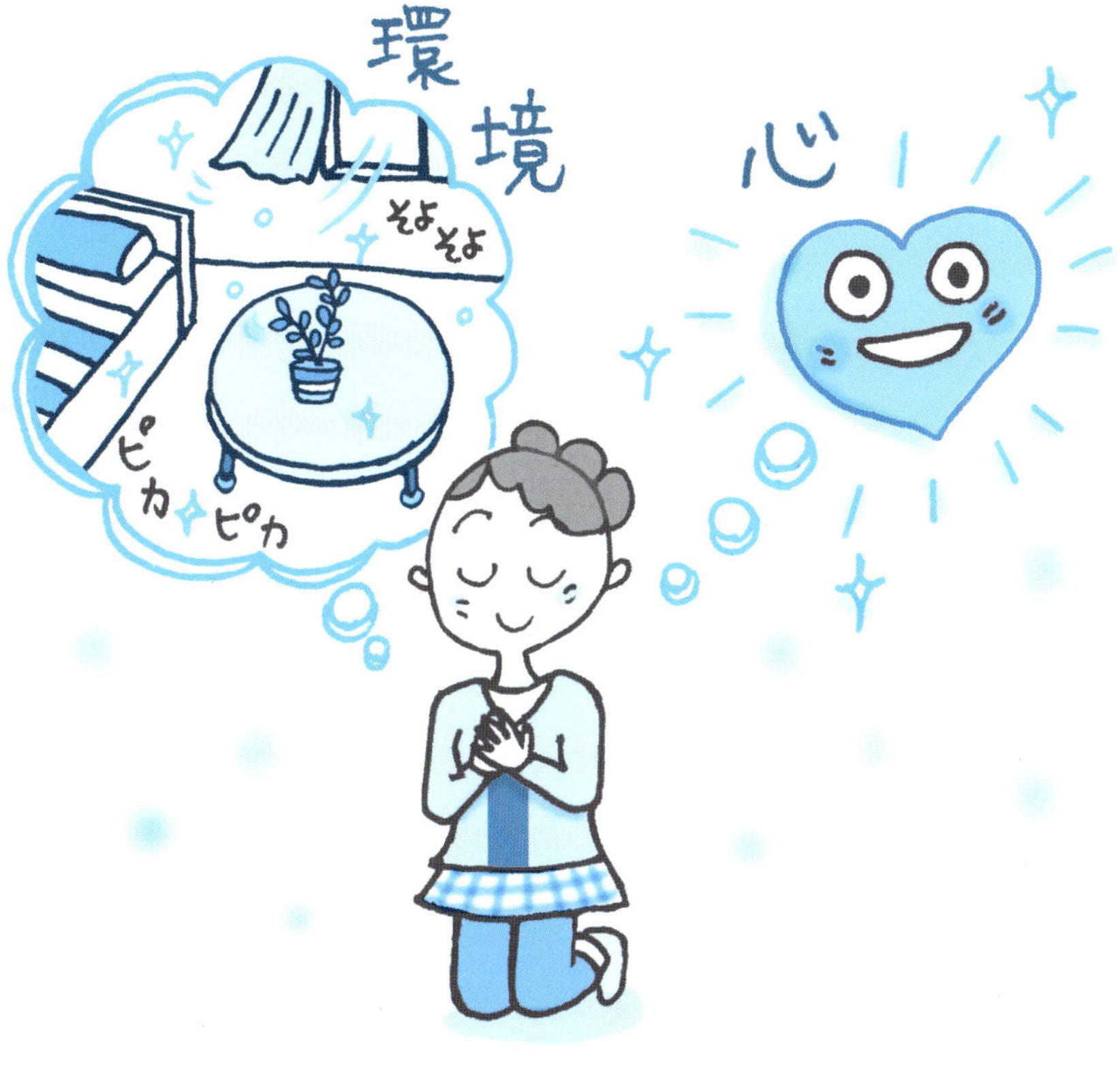

ここで、私たちに与えられた才能が力を発揮します。それは、自分の思い通りに波動を変えられるという才能です。

私たちは、その時感じている感情や置かれた環境によって、無意識のうちに周波数を上げたり下げたりしています。裏返せば、自分の意思によって心や環境をコントロールすることで、自由自在に周波数を変えられるのです。そんな器用なことができるのは、地球上で人間だけだと言っていいでしょう。

たとえば、どんなに筋骨隆々としたコワオモテの大男でも、赤ちゃんをあやす時は「おお、よしよし」と高く優しい声を出しますね。これは、無意識のうちに、赤ちゃんの波動に自分の波動を合わせているからです。このような「波動合わせ」を、私たちは意識しないまま日常的に行っています。このすばらしい能力を使わない手はありません。

あなたが同調し共鳴したいものは何でしょうか？ それは、決してあなたを不幸にするものや人、状況ではないはずです。幸せな人生を送るための大切なポイントが、ここにあります。幸福感を持って毎日を過ごし、自分の能力を育て最大限生かすことができるようなエネルギーと共鳴し合っていきましょう。

第二章
私たちは波動でできている

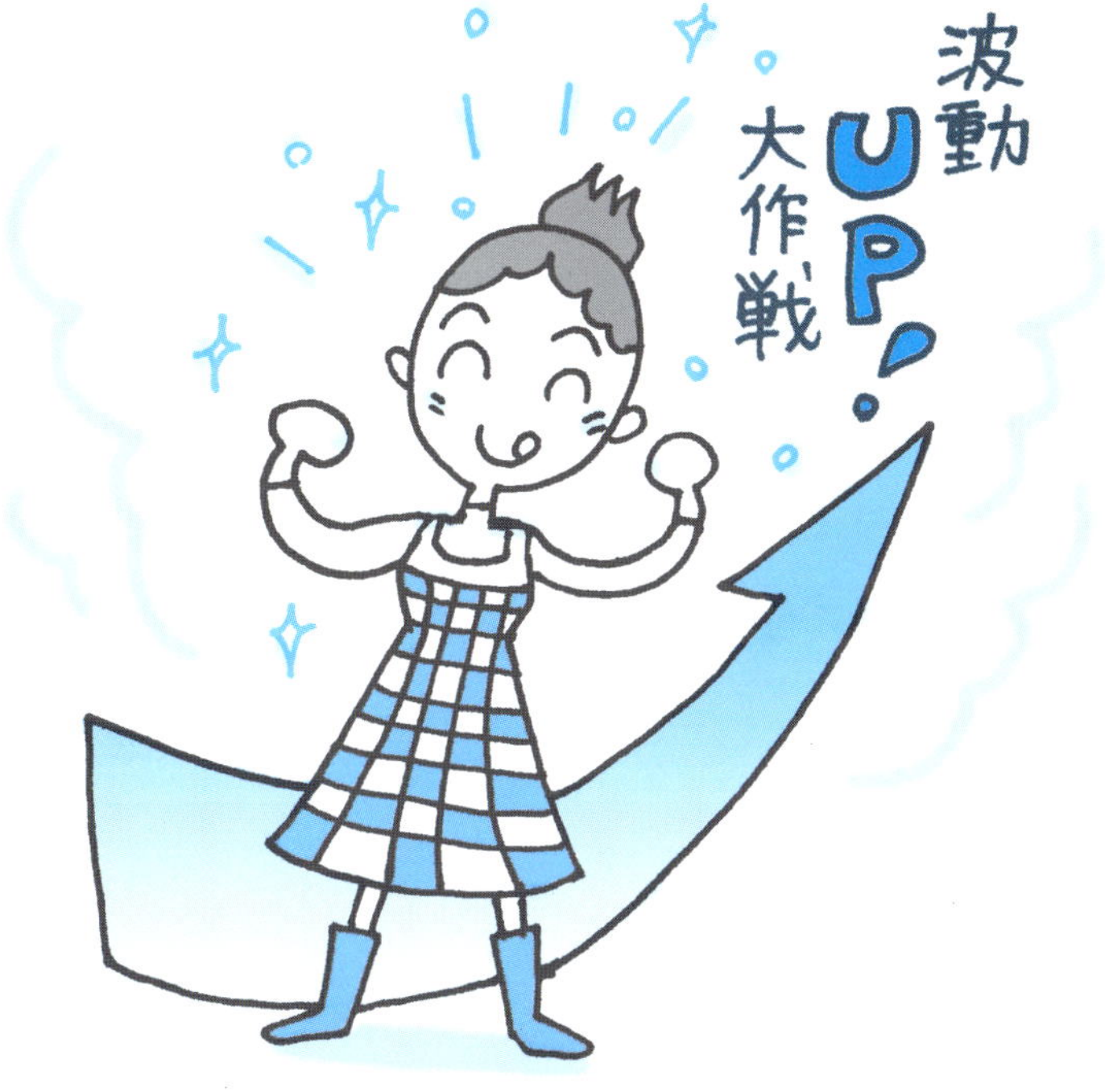

□ 水の結晶写真が教えてくれたこと

波動の世界の「虫メガネ」ともいえる波動測定器は、実に有能で画期的なツールです。しかし、波動を実際に見分けることができるのは、訓練を受けたオペレーターだけ。誰もが感覚で波動の存在を感じ取ってはいるものの、波動は手に取ることも、目で見ることもできません。もし波動を「見る」ことができたら、どれほど多くの人が新しい世界に気づけるだろう……。研究を深めるに従って、私の中にそういった思いが生まれるようになりました。

誰でも一目で納得できる「証明」が欲しい。

そんな私の願いを叶えてくれたのが、水を凍らせて撮った結晶写真です。私はある時、雪の結晶にはひとつとして同じものはないということに気づきました。そこからヒントを得て、「水を凍らせて結晶の写真を撮れば、波動を映した水の姿をとらえることができるかもしれない」と考えたのです。

美しい六角形の結晶写真が撮れるまで、実験開始から二ヵ月を要しました。

一枚目の結晶写真を見た時の喜びは、今でも忘れることができません。その一枚がすべての始まりでした。それから私とスタッフたちは、何万枚という結晶写真を撮り続けてきました。そして自費出版した結晶の写真集が話題となり、波動の情報を体現した水の結晶写真は、世界中へと広がっていったのです。

　結晶写真をおおまかに分類すると、次のようになります。

　手つかずの自然に育まれた水が結晶を結び、汚染された水が結晶化しないのは、当然の結果だと言えるかもしれません。しかし、よい言葉やきれいな音楽に反応して、水が美しい結晶を見せてくれたことに、私たちは心から感動しました。一般常識から言えば、水が言葉や音楽を識別して姿を変えるなど、信じがたい話です。しかし、波動は「振動」です。振動に合わせて水が千変万化の姿を見せるのは、当然のことです。とはいえ、あまりに見事なその対応に私たちは驚きを

美しい六角形の結晶を結ぶ水

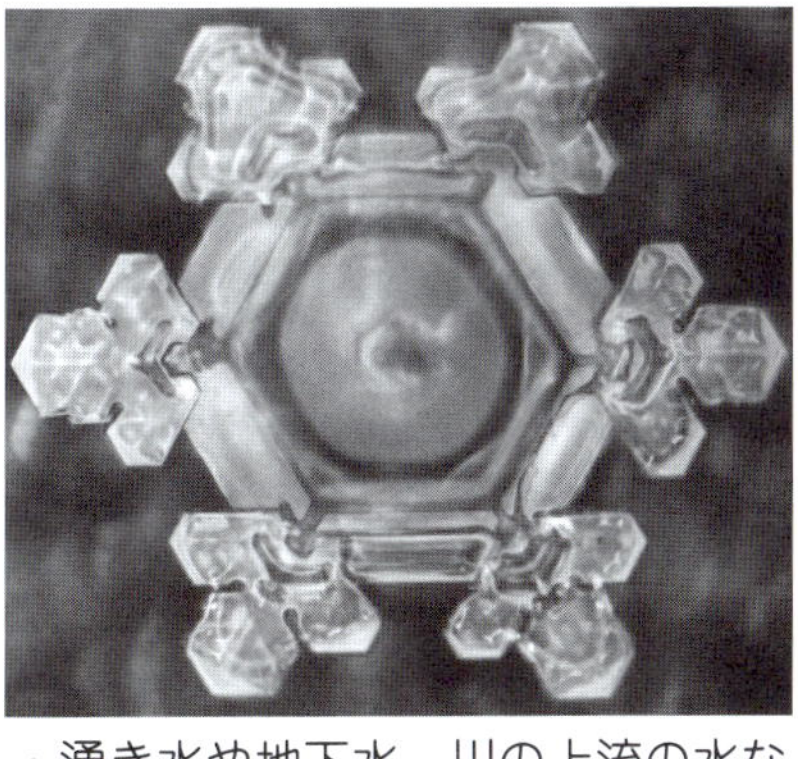

・湧き水や地下水、川の上流の水などの自然水
・「ありがとう」「愛感謝」などのポジティブな言葉を見せたり、聞かせたりした水
・モーツァルトやショパンなどクラシック音楽を聴かせた水

結晶を結ばない水

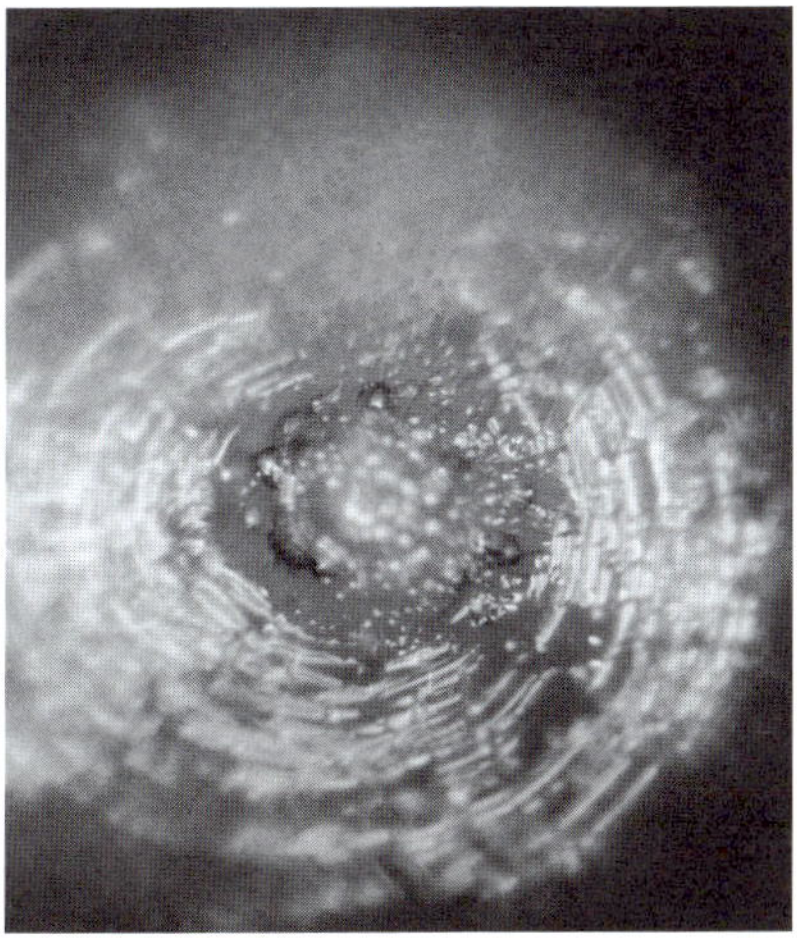

・水道水、川の下流の水、汚染された水
・「ばかやろう」「戦争」などのネガティブな言葉を見せたり、聞かせたりした水
・否定的な言葉が含まれたハードロックを聴かせた水

禁じ得ませんでした。

私たちが行っている実験方法は、次の通りです。

対象となる水を五十個のシャーレに一滴ずつ落とし、マイナス二十三度以下で三時間ほど氷結させると、直径八ミリメートルほどの丸く盛り上がった氷粒ができます。氷粒の中央には突起があるので、そこに光を当て顕微鏡を覗くと、結晶を確認します。当然、すべてのシャーレが同じ結晶になるわけではありません。しかし、そこにははっきりした傾向が見られます。その統計を見ていくことで、その水の持つ性質がわかるのです。

結晶の姿は千差万別で、与えたエネルギーの性質を的確に表現しています。よい言葉や音楽の振動をそのまま転写した結晶写真は、芸術としかいいようのないすばらしい世界を私たちに見せてくれます。

私たちは、なぜ病気になるのか

私たちの体の七〇%が水であることは、広く知られるようになりました。

正確に言うと、受精卵の時は水分量が九六%、生まれた時が八〇~八五%です。年齢を重ねるにつれて、体内の水分量は減り、五〇%を切ると人は亡くなると言われています。

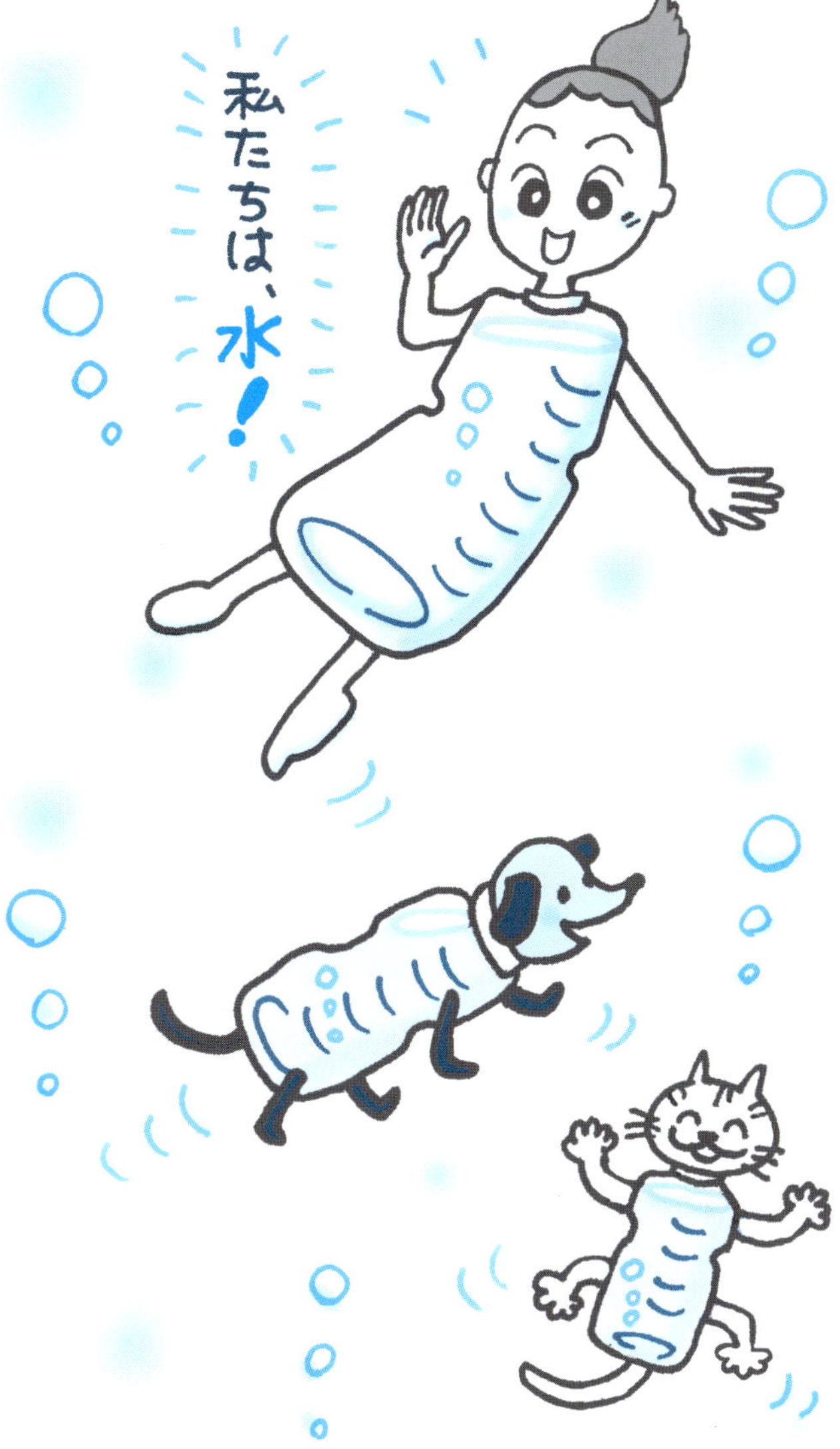
私たちは、水!

ですから、私たちは水であるといっても過言ではありません。ボトルに入った水、それが自分自身だと想像してみてください。

よく、人を称して「器が小さい」「器が大きい」といった言い方をしますが、人間は、まさしく「水の入った器」なのです。

あなたという器には、きれいな泉から汲んだばかりのようなフレッシュな水が入っているでしょうか？　それとも、淀んで濁った水が入っているでしょうか？

水は、与えられた情報をそのまま転写します。いい振動が与えられれば、私たちの体の中の水も美しく振動します。よくない振動が与えられれば、当然その振動をそのまま写し取ってしまいます。それを如実に見せてくれているのが、水の結晶写真です。

結晶写真は、私たちがなぜ病気になるのかという永遠の命題にひとつの答えを提示してくれました。

生活習慣、遺伝、環境、ウィルス……。現在、これらのさまざまな要因がからみあって、病気を引き起こすと考えられています。しかし、最小の単位、素粒子レベルまで分け入って考えてみると、答えはひとつです。病気を引き起こす原因は、体に与えられた異常な振動（波動）だけなのです。

病を得るのは、波動的に見れば「体の内側の振動が乱れていますよ」という警告です。異常な振動を正常に戻していけば、病は癒えます。もっと言えば、細胞をポジティブな波動で満たし続けることができれば異常な振動は生まれません。ですから、病気になることもないわけです。

そのために、私たちにできることは何でしょう。

ここで私たちは、自分たちが水であるという原点に立ち返る必要があります。結晶写真を思い出してください。美しい結晶を結んだ水は、自然そのままの水であり、美しい言葉や音楽を与えられた水でした。私たちの健康のために必要なものも全く同じです。健康に生きるためには、よい波動を体に与え続けること。このことを肝に銘じていれば、私たちの免疫力は高まり、すこやかな体であり続けることでしょう。

言葉の力　意識の力

では、よい波動を自分に与えるために、私たちには何ができるでしょうか。

私たちのもっとも身近にあり、もっとも強力な力を発揮する波動が、「言葉」です。

言葉は、音の組み合わせで創られています。音＝波動であり、波動＝バイブレーション、エネルギーです。言葉は、波動そのものだと言えます。

日本には、言葉が力を持つとする「言霊《ことだま》」という独特の考え方があります。万葉集には「言霊の幸ふ《さきわう》国」という言葉が出てきますが、日本は言霊が幸いしあう国であり、咲きあう国なのです。

日本語は、世界でも類を見ないほど豊かだとよく言われます。これは、日本の国土が四季に恵まれた豊かな自然を有していることと深い関係があるでしょう。私たちの祖先は、移り変わる四季の中で、植物の変化や動物たちの営みに目を留め、風の音や星の瞬きを感じて、その波動を受け取り、さまざまな言葉を創ってきたのです。

言葉の持つ力、言霊は、私たちに計り知れない影響を与えます。そのことを、世界中でもっともよく知る民族が日本人だといっても言いすぎではないでしょう。

言霊の性質を知るために重要な実験を、ここでご紹介しましょう。ごはんに「ありがとう」「ばかやろう」という二つの言葉を見せたり聞かせたりして、時間の経過による変化を比べる実験です。「ライスエクスペリメント（ごはんの実験）」として世界中で有名になったので、ご存じの方も多いでしょう（you tubeで検索してみてください）。この実験では、「ありがとう」の言葉を与えたごはんより、「ばかやろう」の言葉を与えたごはんの方が早く腐るので、言葉が与える影響力が手に取るようにわかります。種明かしは簡単で、ごはんの中に含まれる水分が言葉の波動に反応してこのような結果となるのです。

この実験は、もうひとつ大切なことを教えてくれました。それは、実際に言葉を聞かせたり見せたりしなくても、心の中でその言葉を「念じる」だけで、同じ結果が出るということです。

二〇〇六年講演先で、ある小学校の先生がすばらしい報告を持ってきてくださいました。

講演の四年前のことです。先生は三つの瓶にごはんを入れ、クラスの児童たちに、ひとつの瓶には「ありがとう」の思いを、もうひとつには「ばかやろう」の思いを送り、残った瓶は無視するように伝えたそうです。一ヵ月後、もっとも早く悪くなったのは無視したごはんでした。次に「ばかやろう」が悪くなり、「ありがとう」が一番腐敗しなかったと言います。予想通りの結果を得て、先生は三つの瓶を同じ箱に入れて倉庫にしまいました。そして、そのまま忘れていたそうです。

そして四年後に先生は私が講演に訪れるという情報を知って例の瓶を思い出し、久しぶりに倉庫から取り出してみて驚きました。「ありがとう」のごはんは発酵し

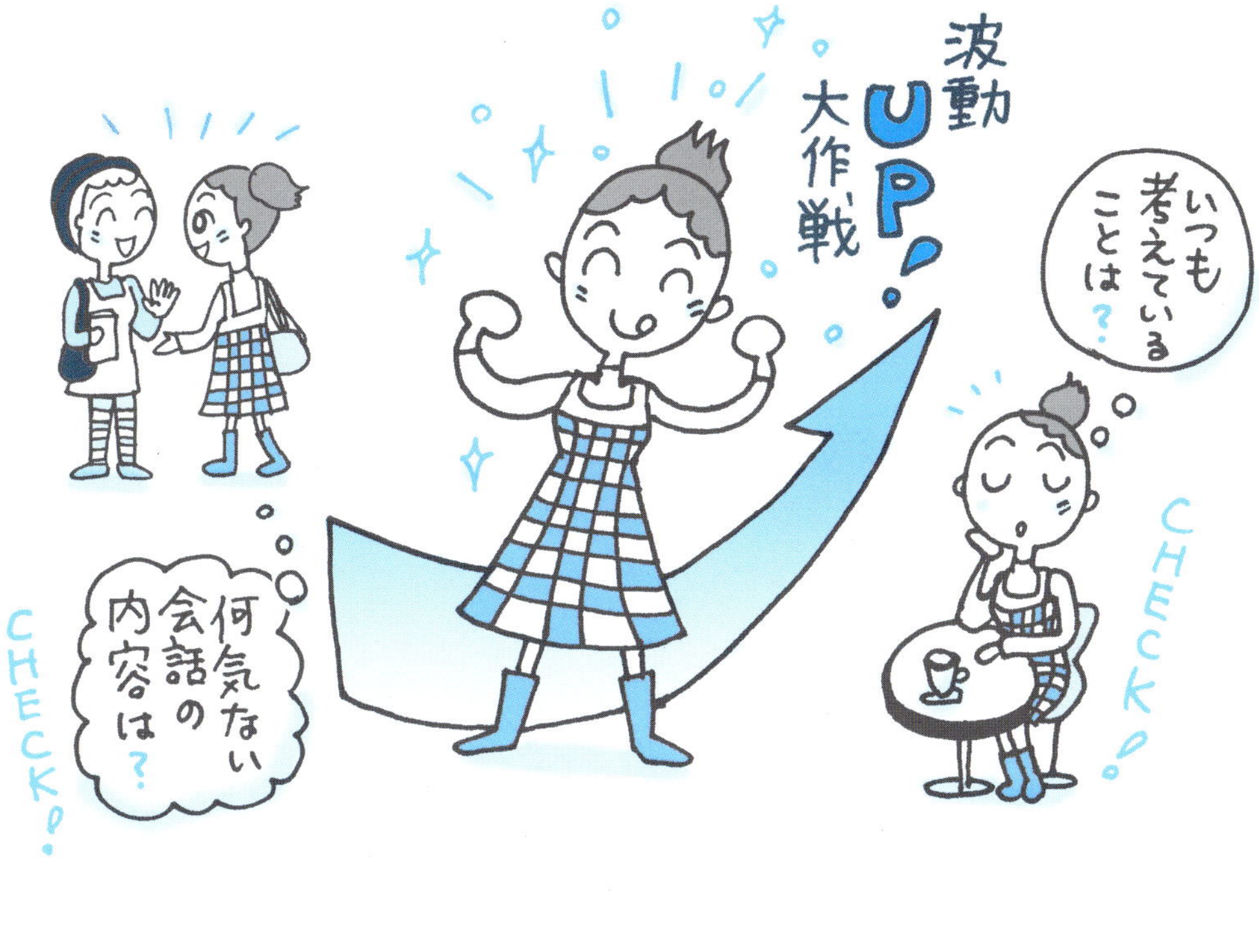
波動UP大作戦
いつも考えていることは？
何気ない会話の内容は？
CHECK!
CHECK!

て味噌のようになっており、ふたを開けると芳香を放ったそうです。一方「ばかやろう」のごはんは黒く変色し、「無視」のごはんはドロドロの液状になっていました。特に、「無視」のごはんは強烈な刺激臭を発していました。私も見せてもらい臭いも嗅いでみましたが、歴然と違いがわかる三つのごはんを前にして大変感動しました。

この偶然の発見が教えてくれるのは、意識の力のすばらしさです。「三つ子の魂百まで」ということわざがあるように、四年という時間を経ても、生徒たちが送った思いの力は失われることなくごはんに影響を及ぼし続けたのです。また、「ありがとう」のごはんは、ネガティブな波動を放つ二つの瓶に囲まれても、腐敗することなく発酵しました。私には、このことが善のエネルギーは必ず悪に勝つことを証明してくれたように思え、とても勇気づけられたのを覚えています。言葉の力、そして意識の力の凄さをあらためて思い知った出来事でした。

このように考えてくると、普段私たちが何気なく交わしている会話が、いかに大切かがわかってきます。また、自分がいつも考えていることが、どれほど体に影響を与えているのかも見えてきます。誰かと話をした後、「ああ楽しかった」「ためになった」「優しい気持ちになれた」と感じられたのなら、お互いの間にいい波動が生まれた証拠です。

ネガティブな思いを極力持たないようにして、明るくポジティブな思いを抱き続けるよう心がけましょう。そうすれば、とりもなおさず自分自身にいい波動を与えていることになります。波動を上げたいからといって、特別な訓練は必要ありません。相手を思いやり自分を大切にするという、人としてごく当たり前の生き方をしていけば、おのずと高い波動で生きていくことができるのです。

新しい免疫学の可能性

医学の世界でも、意識の力に着目した「精神神経免疫学」という分野の研究が進んでいます。

これは、「人間には、本来自然治癒力がある。その機能は、人間の精神状況によって影響を受け、ストレスなどマイナスな感情を持つ時は低下し、喜びや感謝などプラスの感情を持つ時は上昇する」という考え方に基づいた学問です。

たとえば、私たちの脳は鎮痛剤の代わりになる化学物質を、体に対して送り出すことができます。交通事故を起こした人から、事故直後はさほど痛みを感じなかったのに、事故処理が終わったとたん、体のあちこちが痛み出したという話を聞いたことはないでしょうか？　この現象は、緊張時に鎮痛剤の役目を果たす脳内物質が分泌されるために起きる現象です。このように精神が人間の体に与える作用を研究するのが、この学問の目的です。

偽薬を使って病気への影響を調べた「プラシーボ効果」の実験なども、わかりやすい例として挙げられるでしょう。ご存じの方も多いと思いますが、プラシーボ効果とは、薬効のない薬でも被験者が「これはよく効く薬だ」と信じ込んで飲めば、一定の治癒効果が見られる現象のことです。人間に備わった自然治癒力を精神の力が引き出す事実が、このことからもわかるはずです。

また最近では、笑いが病状の軽減に大いに役立つという実験結果も報告され、実際に医療の現場で取り入れられています。

人間がもともと持っている自然治癒力が一〇〇％機能していれば、誰もが健康な体を維持できるはずです。それができない大きな理由は、先ほどお話ししたように、ストレスなどの精神的な問題や環境汚染などによる波動の低下にあります。

マイナス感情や波動を狂わせる生活環境の影響を受け続けると、確実に私たちの自然治癒力は低くなります。もちろん、免疫力も著しく低下します。バランスを欠いた生き方をしていると、細胞もバランスを崩してしまうのです。とどのつまり、波動バランスの崩れが細胞の異常を引き起こしたり、ウィルスなどに感染する原因となったりするわけです。しかし幸いなことに、私たちには低い波動や悪い波動をブロックし自分を高い波動にキープしておけるすばらしい能力が与えられています。自分の思い通りに変化に富んだ音を出し、メロディーを奏でられるのは、世界中で人間だけなのです。

これまでお話ししてきたことは、長年のカウンセリングと研究の結果、たどり着いた答えですが、その中で多くの方と接すれば接するほど、私はある感慨を抱くようになりました。病気、特に、難病と呼ばれるものの原因が個人の問題にとどまらず、社会全体のゆがみから引き起こされ

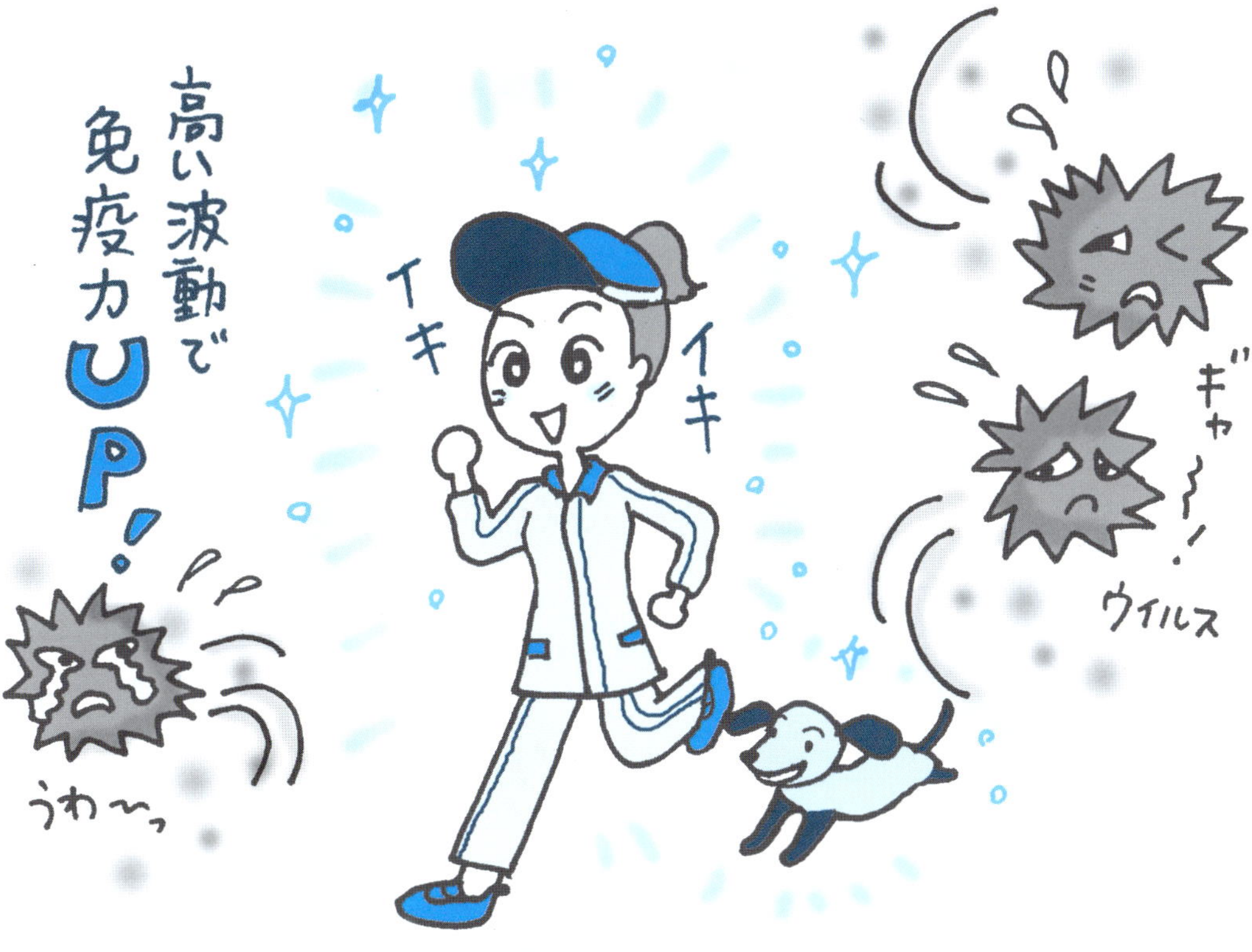
高い波動で
免疫力UP!
イキ
イキ
ギャ〜!
ウイルス
うわ〜っ

ているのではないかという思いです。

環境破壊が進み、格差が広がり、未知のウィルスが人類を脅かそうとしつつある今、人類の問題は、個人レベルでも影響を及ぼしつつあるように思えてなりません。しかし、「逆もまた真なり」です。私たちひとりひとりの生き方が、世界の未来に影響を与えます。私たち人類がどのように生きていけばいいのか。それは、のちほど第四章でお話ししていきましょう。

水で健康と幸せを手に入れる方法

いい言葉、いい意識で自分という器を満たすことが大事だとお伝えしてきました。

しかし、忘れてはならないことがあります。実際に、よい水を体に取り入れるということです。残念ながら現代は、水がケアされるべき時代になってきています。塩素が添加された水道水は、波動的に見れば決して私たちにとって歓迎すべきものとは言えません。また、ご存じの通り自然水も汚染が進んでいます。環境に対する意識が高まってきた昨今では、私が結晶写真を撮り始めた頃に比べると自然水の水質は随分改善されてきました。しかし、今後も引き続き、水に敬意を払い、できることから環境問題に取り組み続けていく必要があります。

このような環境の中で「よい水」と出会うことは、健康に暮らすための必須条件です。また、波動を上げて充実した毎日を過ごすための秘訣でもあります。

では、「よい水」とは、どんな水でしょう。それは、ひと言で言えば、あなたの波動に合った水です。

自分に合うかどうかのチェック方法はひとつ。一口飲んで、甘いと感じるかどうかです。おもしろいもので、同じ水を飲んでも、人によってどう感じるかは皆違います。結晶写真も同様で、見る人によって、どの結晶を美しいと感じるかは千差万別です。あなたに合う水を一番知っているのは、あなた自身なのです。

しかし、なかなかピンとくる水に出会えない場合、自分とは合わない水を体に取り入れなければならない場合も時にはあるはずです。その際は、目の前の水を自分に合う水に変えるという方法があります。あなたがいい波動を出して、水に情報を与えればいいのです。もっとも効果的な波動の与え方は先ほどお話しした通り、言葉と意識、そして、音を使うことです。「ありがとう」「愛」「元気」「感謝」など、あなたの好きな善なる言葉を声に出して言ったり心の中で唱えたりしてみましょう。すると、水があなたの波動を受け取り記憶してくれるでしょう。「この水は、私にとって最高の水です」という言葉を使うのもいいでしょう。

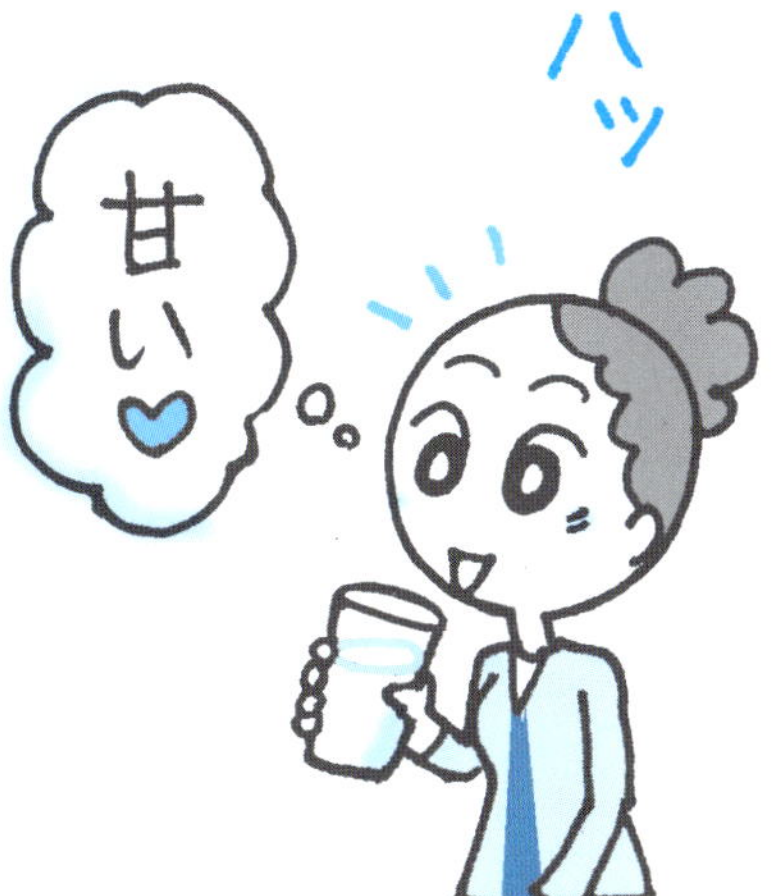

見落としがちですが、お風呂の水にも飲み水と同じような心配りをしましょう。バスタブのお湯をかき混ぜながら、声をかけたり思いを送ったりしてみてください。入浴時には、水の波動を全身で受け取ることになります。「ありがとう」や「愛感謝」の波動に包まれて、すっかり心も体も癒されるでしょう。

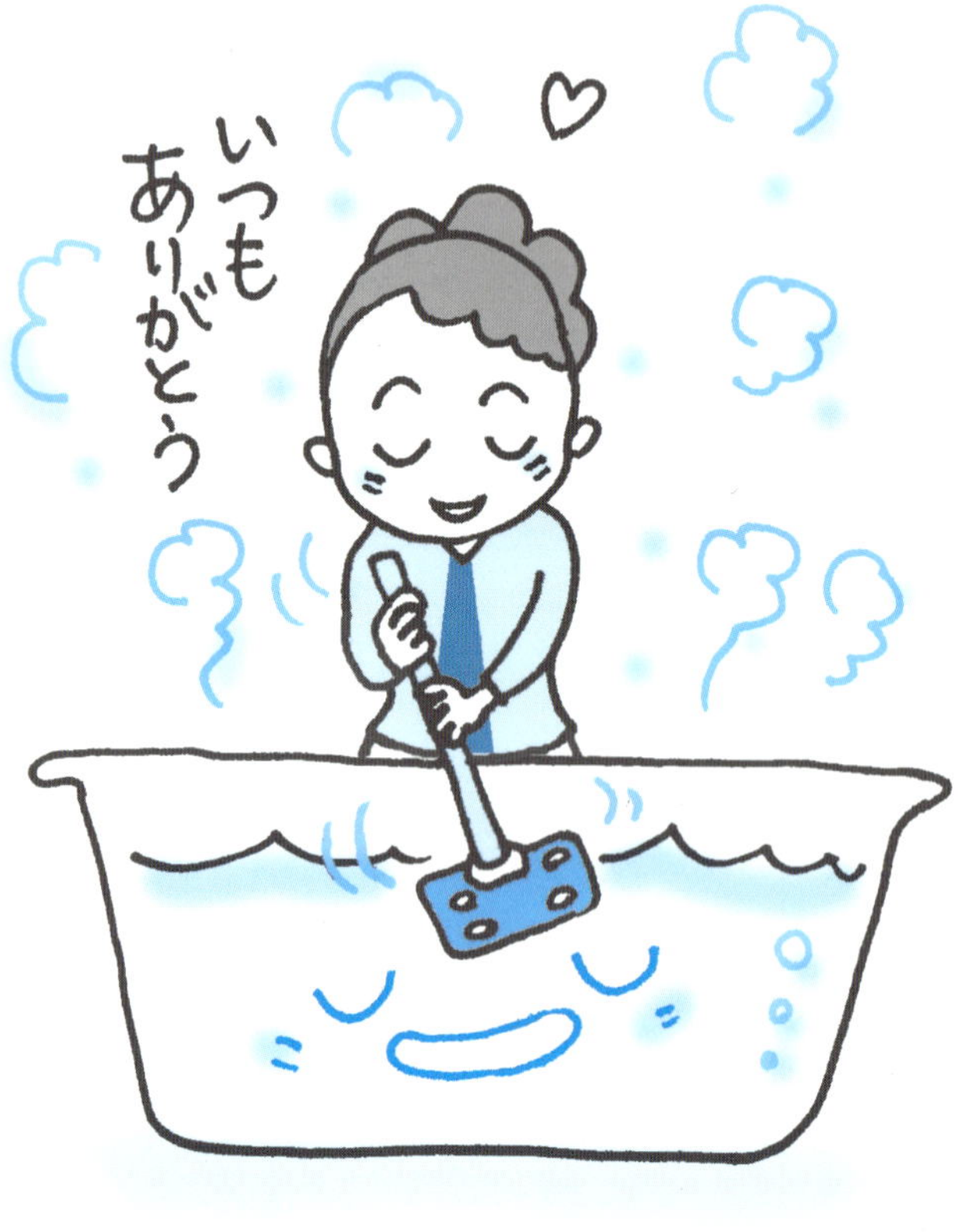

波動の「二面性」を利用してバランスを取ろう

研究の結果、波動にはネガティブ（マイナス・陰）とポジティブ（プラス・陽）の二つの側面があるということがわかっています。同じ波動でも、その人の状態が作り出す「場」によって、肯定的な面と否定的な面のどちらかが表面に現れるのです。たとえば「わがまま」と「思いやり」、「怒り」と「優しさ」などは、全く逆の感情のように見えますが、どちらも同じ波動から生まれたものです。

「かわいさ余って憎さ百倍」という言葉があるように、もとは同じ思いであっても、その時の状況によって、表出する感情が反対になってしまうことは、誰もが経験することかもしれません。

ここで、おもしろい新聞記事をご紹介しましょう。一九九一年四月、読売新聞に掲載されたものです。

「音をもって音を制す」　逆の波形で、騒音を消去　「電話のそばだけ無音」もできます！

という見出しが掲げられています。

記事を要約すると、早稲田大学理工学研究所で、音楽が鳴り響く部屋の一部にその音を打ち消すような音を流し、無音の空間を作り出す実験に成功したというのです。音楽や人の声には、それぞれ特有な波形がありますが、実験では装置を設置して、その波形とは真逆の波形をもった音を流しました。その結果、目的の場所ではほぼ完璧に音が消えたのです。新しい消音法となることを期待して、記事は結ばれています。

この記事を見て、私はとても興奮しました。音波も、もちろん波動の一種です。この実験結果が、奇しくも波動に二面性があるということを証明していたからです。そればかりではありません。全く逆の波形を持った波動同士がひとつになると、ゼロの状態になることをこの記事は証明しています。実は、私はこの理論をいち早く発見し、波動カウンセリングに応用していたのです。

たとえば、Aという波形が確認され、その波形をキャンセルしたいと考えた時、全く同じ形の逆の波形Bを与えれば、A＋B＝0となります。音波の場合はこの記事のように無音となり、波動測定器で検出された波形の場合は、目的の波形がキャンセルされるというわけです。

この性質を使えば、消したい波動を確実にキャンセルすることができます。

しかし、逆の波形を正確に探りあて、しかも与えるなんて無理なのでは？　という心配はご無用です。先ほどお話ししたように、言葉は固有の波動を発しています。そして、言ったり聞いたり、また、思ったりすることで私たちの体や感情に影響を与えます。この性質を利用すればいいのです。

もし、あなたが「うらみ」の波動を出していたとしましょう。人や状況をうらむのは、言うまでもなく自分をネガティブな状態にしているわけですから、すぐにその波動を変えたいですね。その場合、うらみの波動（波形）を打ち消すのは「感謝」の波動（波形）です。

「うらみ」と「感謝」という二つの感情は、正反対のものです。だからこそ、同じ波形を持ちます。同じ波形なのに、存在する「場」がネガティブかポジティブかによって、全く逆の感情になってしまうのです。ですから、自分が望まない否定的な感情を消したいなら、その感情を打ち消す言葉を与えれば「場」のエネルギーが中和され、状況は改善されるということになります。

「うらみ」を消したい時に感謝の思いを持つのはもちろんですが、それができない場合には「感謝」という言葉を書いて、目につくところに貼っておくだけでも効果があります。他にも、感謝を表す「ありがとう」の言葉を唱える、「ありがとう」と声をかけた水を飲む、今感謝できることを探していくなど、できることはたくさんあります。

ネガティブな感情に支配されている時は、自分の意思をコントロールするのはむずかしいとおっしゃるかもしれません。しかし、そんな時だからこそ、波動の力を使っていただきたいのです。どんなに優しい人で

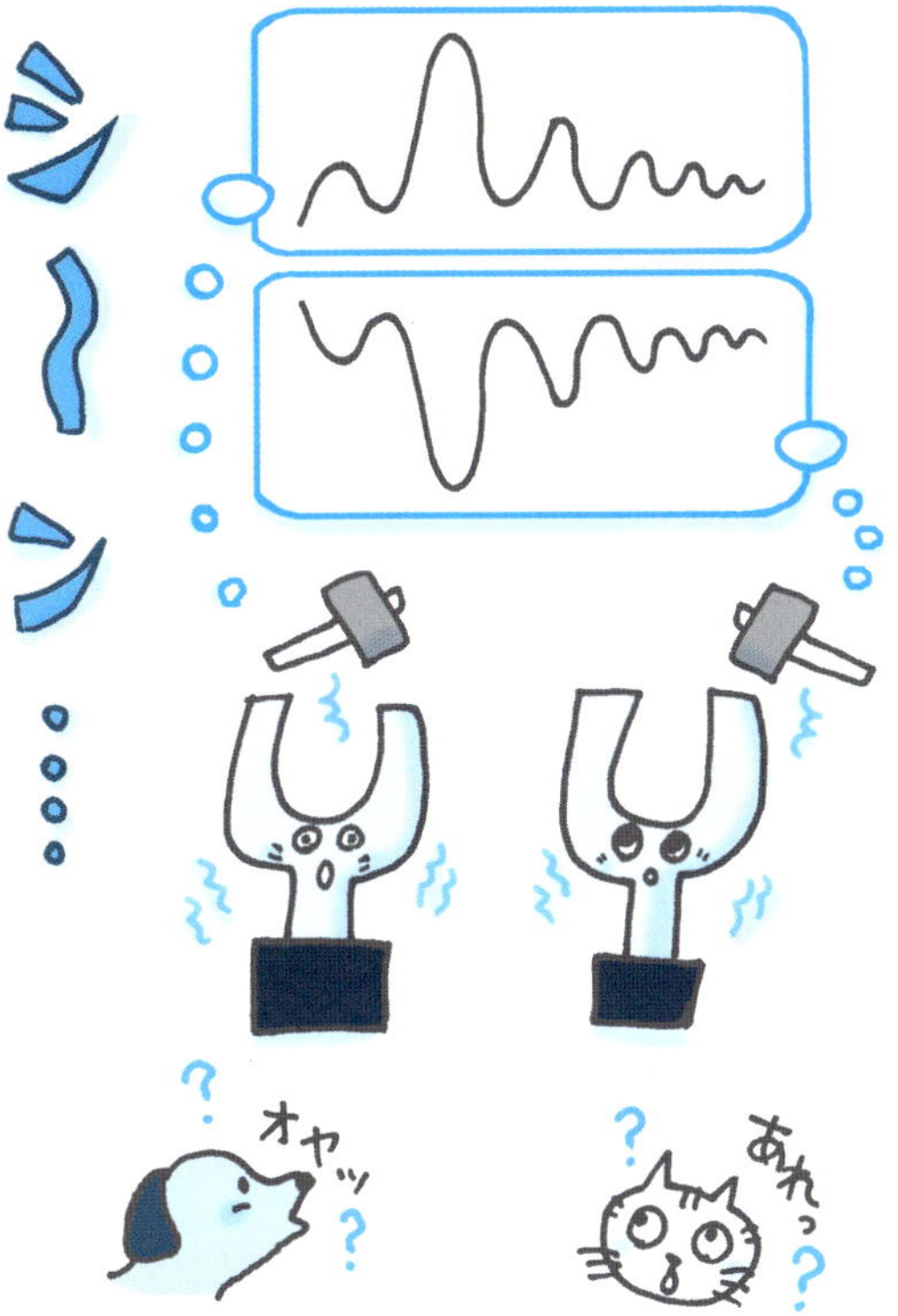

も、時には意地悪なことを考えたり人を批判したりしてしまうものです。逆に、短気で怒りっぽい人が、ふと優しい一面を見せてくれることもあります。人間は必ず二面性を持っています。ですから、どのようにして常にいい「場」をキープするかを意識することが大切なのです。ポジティブな「場」とネガティブな「場」。幸せな未来のために、あなたがどちらの状況を選択したいかということを考えれば、おのずと答えは出るのではないでしょうか？

次のページに、逆の波形を持つ言葉を紹介しています。これは、波動カウンセリングで大いに役立っている表です。ほんの一部ですが、私たちが普段抱きがちな感情を中心にセレクトしました。あなたなりに創意工夫しながら、活用していただければと思います。

さて、少しややこしい話が続いてしまいましたね。しかし、第二章で波動の理論をしっかりと理解していただけたと思います。では、具体的にどのような生活を心がけ、どのような考え方をしていけばいいでしょう。

「実践」こそ、波動を使って幸せな人生を生きるための最大のポイントです。第三章では、日常生活の中で実践できるテクニックと考え方をたっぷりご紹介しましょう。さあ、いよいよこの本の真髄に入っていきます。どうぞ、ご期待ください。

言葉の波動対応表

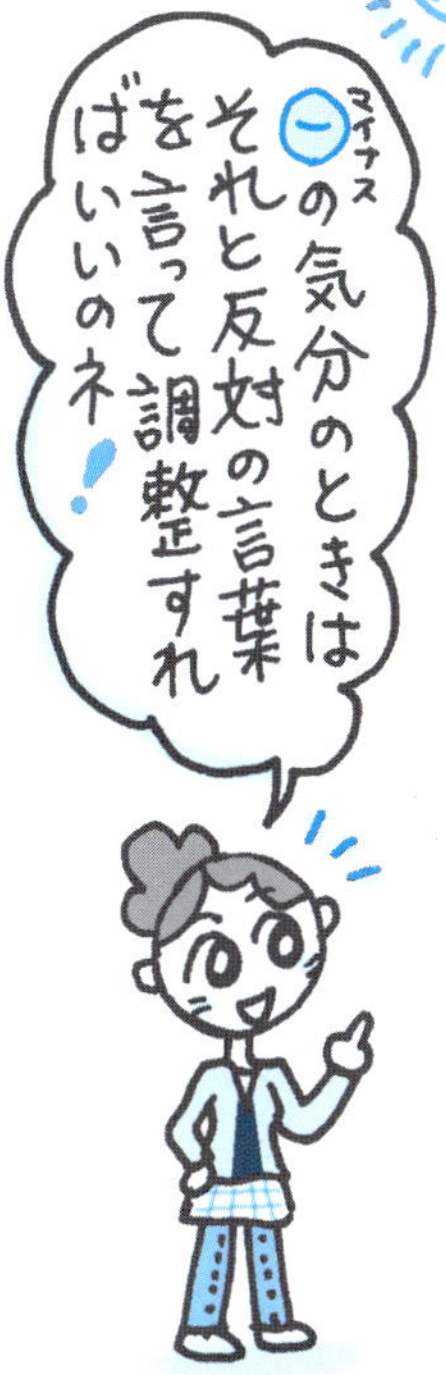
ー《マイナス》の気分のときはそれと反対の言葉を言って調整すればいいのネ！

−		＋
あきらめる	⟷	粘る
あわてる	⟷	落ち着く
依存	⟷	自存
依頼心	⟷	自立心
飢える	⟷	足りる
疑う	⟷	信じる
内気	⟷	勝ち気
うっとうしい	⟷	晴れ晴れしい
うらめしい	⟷	ありがたい
悲しい	⟷	嬉しい
気苦労	⟷	気楽
暗い	⟷	明るい
しぼむ	⟷	咲く
どんより	⟷	うららか
つまらない	⟷	おもしろい
泣	⟷	笑
憎らしい	⟷	愛しい
不振	⟷	隆盛
醜い	⟷	美しい
冷淡	⟷	親切

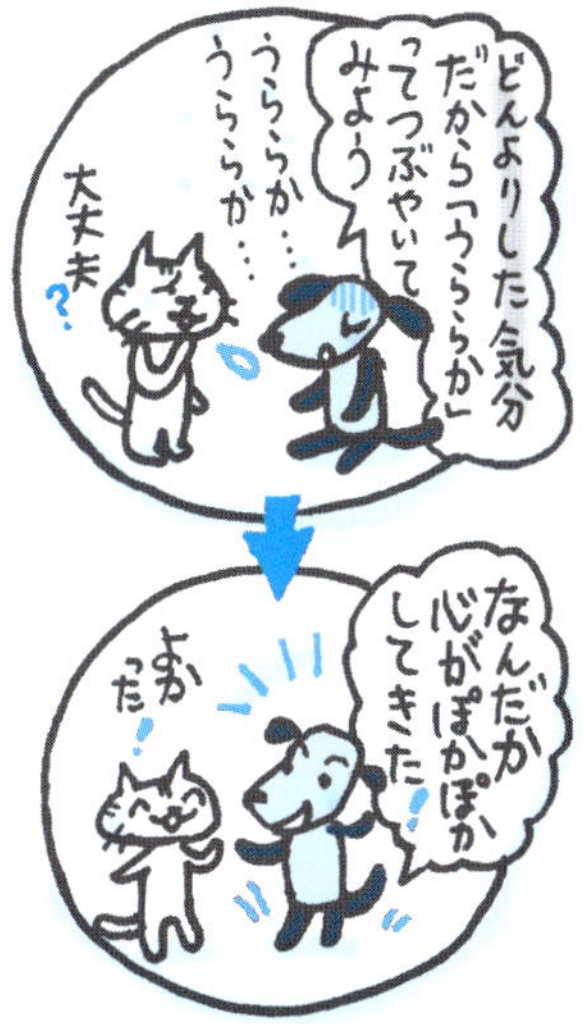
どんよりした気分だから「うららか」ってつぶやいてみよう
うららか…うららか…
大丈夫？
なんだか心がぽかぽかしてきた！
よかった！

第三章
波動を上げてくれる心強いサポーターたち

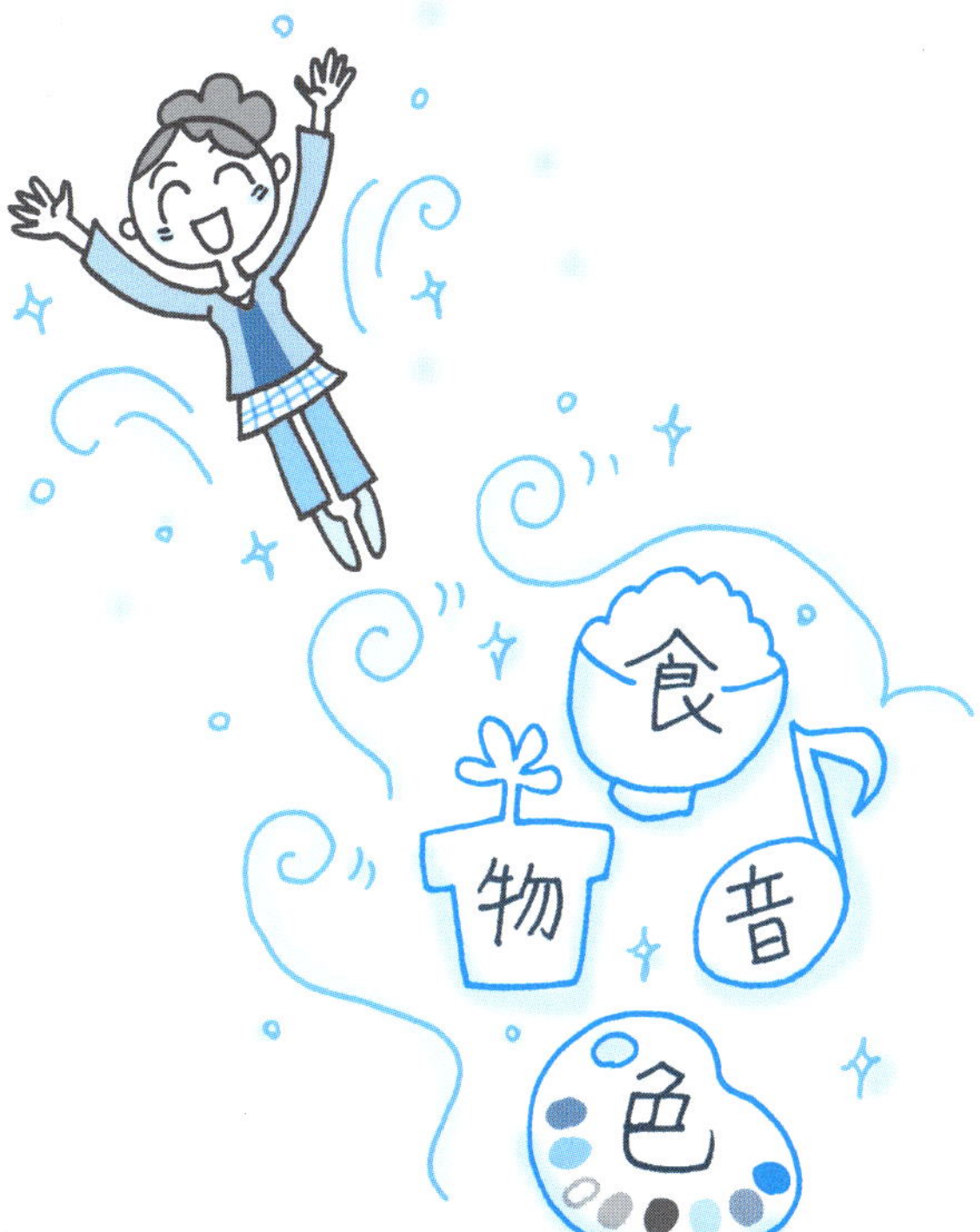

音楽は、最高の友だち

あなたには、こんな経験がありませんか？　ふと耳にした曲に心を揺さぶられ涙が出た。落ち込んでいる時に大好きな曲を聴いて元気になった。昔のヒット曲を聴いて、流行していた頃の思い出がよみがえり切なくなった……。音楽は波動そのものです。音楽を耳にして元気になったり癒されたりする時、私たちの中の水は、その波動に合わせて振動しています。音楽は私たちの波動を瞬時に変える大きな力を持っているのです。

母親は子守歌を歌って赤ちゃんをあやします。それは、歌を通して愛の波動で赤ちゃんを包もうとしているからです。また、スーパーやショッピングセンターでは、にぎやかな音楽がいつも流れています。それは、人々の心を浮き立たせ購買意欲を高めるためです。

これまで数々の流行歌が生まれてきました。明るいハイテンポな曲が一世を風靡した時代もあれば、暗く寂しい曲が流行った時代もあります。それらはすべて、その時代の人々が無意識に自分たちの中の水を癒すために必要とした曲です。

たとえば、若い読者の方はご存じないかもしれませんが、敗戦後の昭和二十年代には、「リンゴの唄」「銀座カンカン娘」といった明るい曲が大流行しました。戦争で傷つき疲れた人々は、これらの曲を耳にして歌うことで、元気と勇気を取り戻すことができたのです。音楽がよい効果を及ぼすのは人間だけではありません。果物や野菜、家畜にモーツァルトやバッハを聴かせて、品質と生産量を上げている農家の話もよく聞きます。

第二章でお話ししたように、美しい音楽を聴かせた水は、芸術的な結晶を形作ってくれます。結晶はどれも曲のテーマをよくとらえて、それを象徴するような個性的な形を結ぶのが特徴です。感性豊かに音楽をとらえ表現する水の姿は、感動的ですらあります。

もし、この世界から音楽が消えてしまったとしたらどうでしょう。想像するだけで、心が暗くなりますね。音楽というすばらしいギフトを私たちは天から与えられています。心休まる曲、元気が出る曲など、気分に合わせて聴ける曲を見つけ聴いていくと、自然に波動も上がっていくでしょう。あなたの体を美しく振動させ波動を高めていきましょう。

歌を歌おう

音楽で波動を上げるために一番効果のある方法、それが「歌うこと」です。

もちろん、耳で聴くだけでも私たちの体は音楽に反応します。また、音楽が流れることで場所そのものの波動も上がります。しかし、体内の水にダイレクトに影響を与えるためには、「ご主人様」であるあなた自身が歌うのがもっともいい方法なのです。

海外で講演する時、私は「カラオケタイム」と称して、参加者の方々と合唱する時間を設けています。そして、その際には、必ずその国の国歌を歌っていただくようにしています。国の精神の象徴である国歌は、その土地に生まれ育った人々にとって特別な意味を持っているからです。会場にいるすべての人が声を合わせて国歌を歌う様子は、とても厳かで胸を打ちます。

ところで、あなたは今まで何気なく鼻歌を口ずさんだり、カラオケで歌ったりしていませんでしたか？　歌を一番近くで聴いているのはあなたの細胞であり、あなたの中の水です。これからは自分自身に聴かせてあげるつもりで、丁寧に心を込めて歌ってください。もちろん、美しいメロディーや心地の良いリズムが大切なので、上手に歌うに越したことはありません。しかし、「うまく歌わなきゃ」と力む必要はありません。楽しんでかろやかに歌いましょう。

では、どんな歌を歌えばいいでしょう？　むずかしく考えず自分の好きな歌を歌えばよいのですが、波動的には、明るくのびやかな曲調の楽曲がいいようです。

私のお勧めの曲は、映画「サウンド・オブ・ミュージック」の挿入歌「エーデルワイス」や「ドレミの歌」、軽快なラジオ歌謡、「森の水車」などです。

子供向けの曲のように思えるかもしれませんね。しかし、試しに口ずさんでみてください。どの曲も簡単に歌えますし、何より気分が晴れ晴れとします。曲が持つ素朴さやさわやかさに同調して、心がなごむはずです。

悲しい時や元気がない時はもちろん、怒りが収まらない時にも、ぜひこれらの曲を歌ってみて

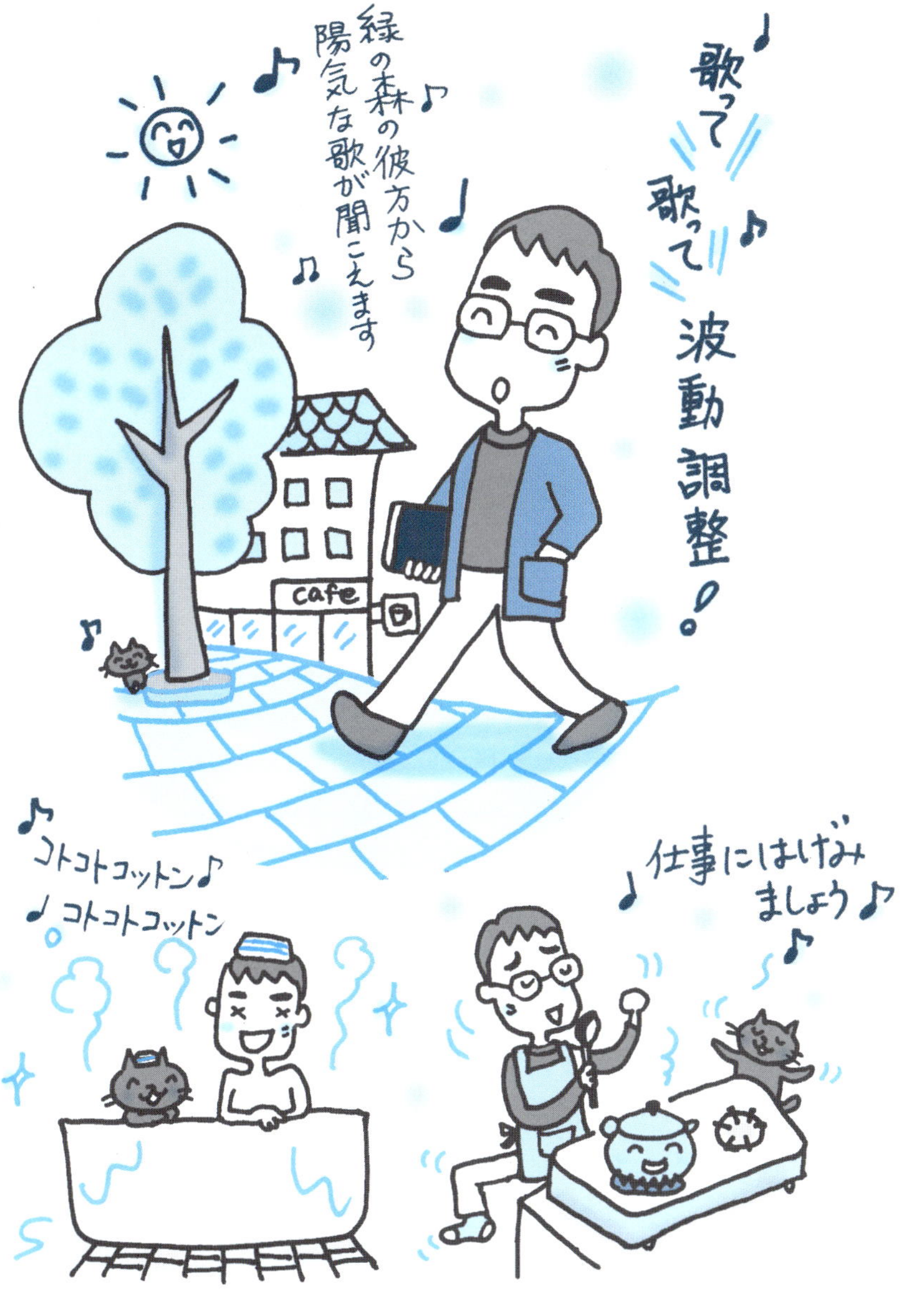
緑の森の彼方から
陽気な歌が聞こえます
歌って歌って波動調整!
cafe
コトコトコットン♪
コトコトコットン
仕事にはげみましょう♪

ください。歌っているうちに波動が変わり、気持ちに余裕が出てきます。また、朝歌うと一日がすがすがしく始められます。家事や散歩中、入浴時など、ふと思いついた時に口ずさみ、波動調整をしていきましょう。

癒しの音は五百二十八ヘルツ

「シューマン波」という言葉をご存じでしょうか?

これは、七・八〜八ヘルツの間で変動している、地球を包む磁場の共鳴周波数で、一九五二年、アメリカにあるイリノイ大学のW・O・シューマン教授によって発見されました。「シューマン共鳴」「シューマン共振」とも呼ばれ、いわゆる「地球の脳波」とも呼べる周波数です。

ヒーラーたちが人を癒す時の脳波が、このシューマン波と同じだということをつきとめたのが、原子物理学者のロバート・ベック博士です。ベック博士が世界中のヒーラーの脳波を測定したところ、その手法に関係なく、ほぼ全員が七・八〜八ヘルツの脳波を出していました。ヒーラーたちは、地球と共鳴しながらクライアントにエネルギーを送っていたのです。NASAでも宇宙飛行士の健康を維持するために、シューマン波発生装置がスペースシャトルに装備されているそうです。

この七・八〜八ヘルツという周波数に共鳴すると、α波が出ることがわかっています。α波は、リラックスを促します。私たちにヒーラーと同じような力があれば、地球の磁場に同調しα波を出すことができるのですが、そうもいきません。理論上は、八ヘルツの音叉で共振を起こせば、私たちでも同じ状態を作り出すことはできます。が、実際にはむずかしく現実的ではありません。

では、どうすればいいでしょう。そこで登場するのが、倍音同士は共鳴しあうという倍音の法則です。現在、一般的に「癒しの音」として広く知られているのが、八を六十六倍した五百二十八ヘルツの周波数です。この周波数と同調すると、私たちは心身ともにリラックスし、エネルギーが活性化します。五百二十八ヘルツの音叉は、セラピーグッズ店やインターネットなどで手に入るので、興味のある方は探してみてください。

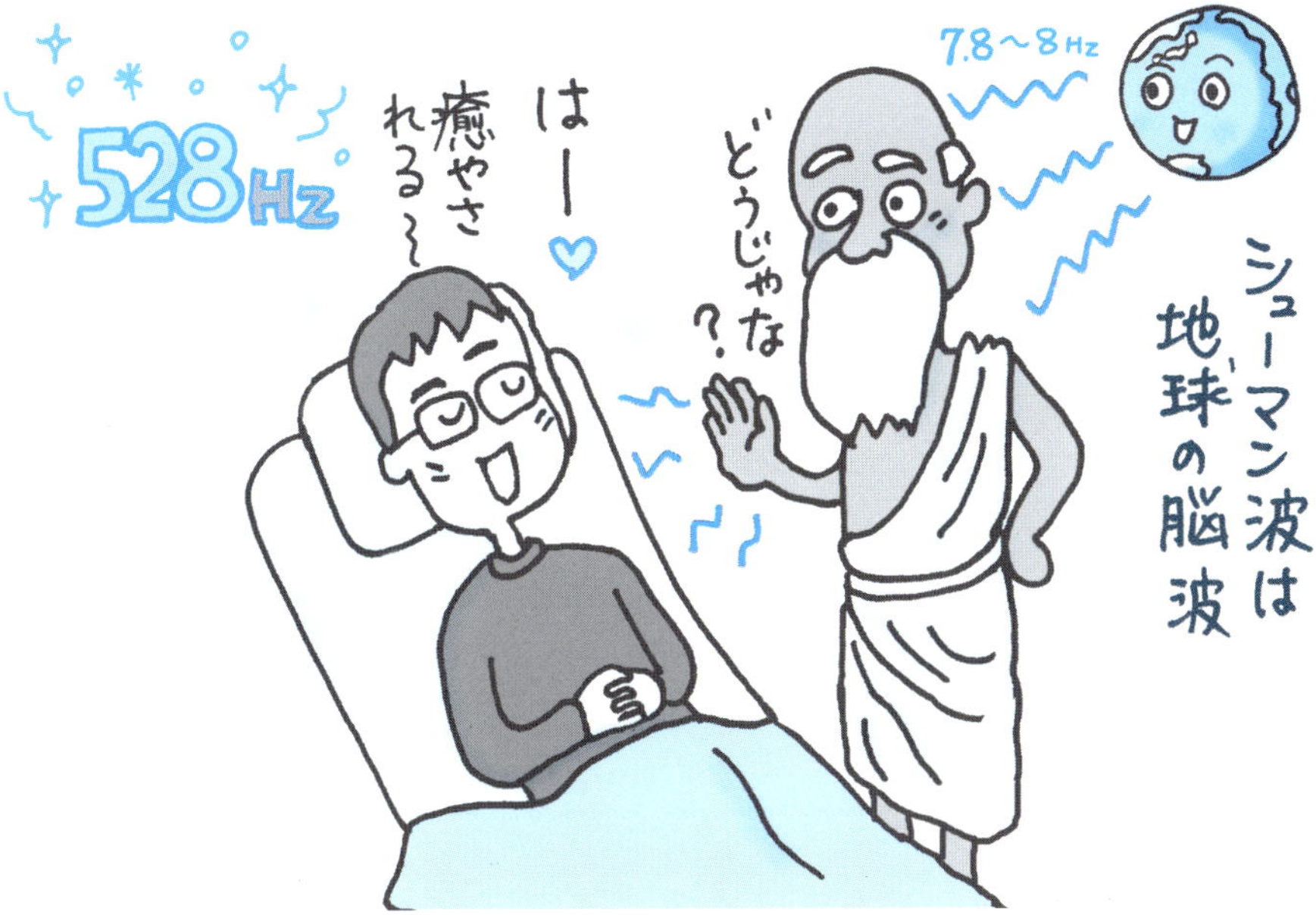
528Hz
7.8〜8Hz
はー♡
癒やされる〜
どうじゃな？
シューマン波は地球の脳波

ピアノの鍵盤中央、ハ長調の高い方のドが五百二十三ヘルツですので、それに近い音です。また、インターネットの動画サイトで、五百二十八ヘルツの音が出る動画が公開されていますので検索してみるのもいいでしょう。

私のお勧めは、朝三分でいいのでこの周波数にリンクし、自分の波動を整えてから出かけることです。その日一日をさわやかに始められること請け合いです。

色のパワーを使ってみよう

さて、ここでちょっと一休みしましょう。本から目を離して、あなたの周りを見てください。どんな色が目に飛び込んできますか?

青、緑、ピンク、茶色、白、オレンジ……。世界は、無数の色で彩られています。それぞれの色が特有の波動を持ち、私たちに影響を与えています。

色の持つ力は、近年多くの分野で注目され始めました。二〇〇九年九月、JR東日本が飛び込み自殺防止のため、山手線全線のホームに青色LED(発光ダイオード)の照明を導入するというニュースを耳にした人も多いでしょう。朝日新聞によれば、「青色は人の心を落ち着かせるとされ、増える飛び込み自殺を防ぐ狙いだ」とあります。JR西日本でも、二〇〇六年十二月に一部

色彩と波動の関係

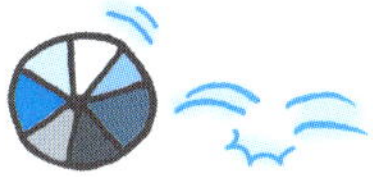

○…同調する（なくなる）　×…同調しない（なくならない）

症状＼色	青	赤	黄	オレンジ	緑	紫	茶
ストレス	○	×	○	×	○	×	×
抑うつ	○	○	×	×	○	○	×
心配不安	×	×	○	○	○	○	×
イライラ	×	×	○	×	○	×	○
恐怖	○	×	×	×	○	×	×
プレッシャー	○	×	○	○	○	×	×
神経質	○	○	○	×	×	×	×
怒り	×	×	○	○	○	×	×
恨み	×	×	×	×	○	×	×
悲しみ	○	×	○	○	○	×	○
寂しさ	○	×	○	○	×	×	×
内気	○	×	○	○	○	×	○
気苦労	○	×	○	×	○	○	○

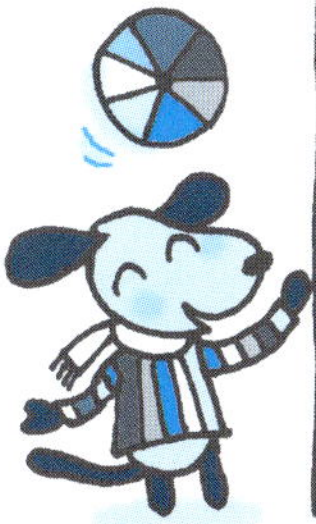

の路線で三十二カ所の踏切に青色の照明を導入したところ、それまで年四～九件あった自殺が一件もなくなったそうです。また、イギリスのグラスゴー市で景観改善のために青色の照明灯を設置した結果、犯罪が激減したという報告もあります。

色は視覚を通して脳に影響を与えるだけでなく、皮膚からも色を取り込んでいることが、さまざまな実験から証明されています。最近、健康のために赤色の下着を愛好する人が増えているそうですが、実際にも赤は心拍数や体温、血液の循環を高める効果が期待できると言われています。以前、色の持つ波動と同調する感情を波動測定器で分析したところ、五十七ページの表のような結果が出ました。

何が原因でマイナスの感情を持っているかも大きな要因となりますので、あくまでも参考としてご覧いただきたいのですが、注目したいのは、緑色の持つ波動が、人間に対して大変いい効果を与えるということです。

言うまでもないことですが、緑は私たちの生活に欠かすことのできない植物の色です。木々や草原の緑を見ると心癒されますし、部屋に観葉植物を置くとリラックス効果があると言われています。

環境破壊が進んでいる今、森林の伐採は大きな問題となっています。二酸化炭素を吸収し酸素を供給してくれる植物を守ることは、私たち人間の使命だと言っていいでしょう。緑色がもたらす効果を知ることで、今一度植物の大切さを確認できるのではないでしょうか。

日常生活に色を取り入れるためにできることはたくさんあります。欲しい波動を出す色の物を「見る」「着る」「身につける」「持つ」などです。インテリアや洋服、アクセサリー、文房具などを選ぶ時に、色の波動を意識してみましょう。すると、毎日がカラフルになるだけでなく、波動も上がります。たとえば、気に入っている赤い定期入れを目にする度に、あなたは目から赤のエネルギーを取り込み、ポジティブな共振を起こしていることになるのです。

不思議なもので自分の波動が変わると、好きな色、身近に置いておきたい色も変わっていきます。気になる色が変わったら波動が変化したのだなととらえ、サポートしてくれる新たな色を環境の中に取り入れていきましょう。

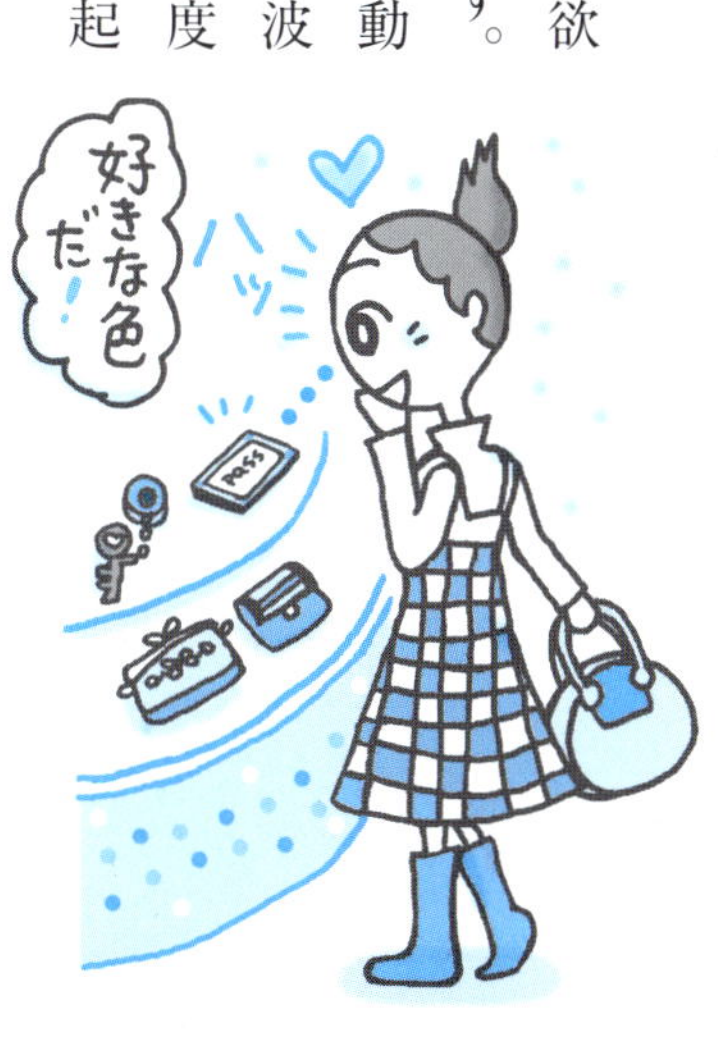

波動を上げる食事とは？

肉体が物質である以上、体を維持していくためには、「食べる」という行為が欠かせません。食事は、私たちの体に必要な栄養素を供給し、肉体の構成要素を決める唯一の手段です。

フランスの哲学者デカルトは、「人間は心と呼ばれる精妙な抽象概念と、身体という具体的な実体との、異なる二つの要素からなる」と言っています。

いい言葉を言う、いい感情を持つ、いい水を飲むことと同じくらい、「いい食べ物を摂る」ことは重要です。高い波動をキープするためには、食に意識を向けることが不可欠なのです。

肉体の原料となる良質のタンパク質、ミネラルやビタミンの摂取をはじめ、炭水化物や脂質もバランスよく摂取しましょう。しかし、食べすぎは肉体をいじめてしまうのでよくありません。腹八分目を心がけてください。

最近では、三度の食事をお菓子やサプリメントだけですませる若者が一部で増えていると聞きます。また、日本古来の伝統食が失われ、西洋化したインスタントな食事が主流になっているのは、誰もが認めるところでしょう。「個食」という言葉も生まれ、一家そろってだんらんしながら食事する風景も失われつつあります。最近、狂気とも呼べるような犯罪が増え、最低限の公共道徳すら守らないモラルハザードが進行していますが、食生活の乱れと関連づけてしまうのは、私の考えすぎでしょうか。

そんな状況の中、食への意識が少しずつ高まる兆しもあるようです。

近頃、ガーデニングならぬ、「フードニング」が流行しているというニュースを耳にします。フードニングとは、自宅の庭やベランダでハーブや野菜などの食べられる植物を育てることで、ミニトマトやキュウリ、シソ、ナスなど簡単に育てられる野菜が人気を集めているそうです。フードニングの魅力は、安全安心な野菜が食べられることです。そのうえ、育てる楽しみが味わえ、しかも食費も節約できるということで、どんどん愛好者が増えていると言います。

もし、波動的に見て「最高の野菜」があるとしたら、それは食べる本人が心を込めて育てた野菜でしょう。種や土、栽培用キットは、園芸店や量販店などで売られていますから、チャレンジしてみるのも楽しいでしょう。

なかでも、「ハイポニカ農法」で野菜育てると、植物の持つ驚くべき潜在能力が実感できます。ハイポニカ農法とは、根が成長する際にストレスとなる土の抵抗をなくすために、水の中で自由に根が伸ばせる環境にして、植物に最大限の能力を発揮させる農法です。一九八五年のつくば博で、この農法で育てた一本のトマトの苗から、一万個以上の実をつけて話題になったのを記憶している人も多いでしょう。この農法は、ベランダや庭で実践できます。一万個も実をつけるのはむずしいかもしれませんが、試してみると植物の力を実感できるかもしれません。

ハーブや野菜に限らず植物を育てる時は、忘れずに「ありがとう」「愛しているよ」と声をかけましょう。よい波動をたっぷり受けてすくすく成長してくれるはずです。

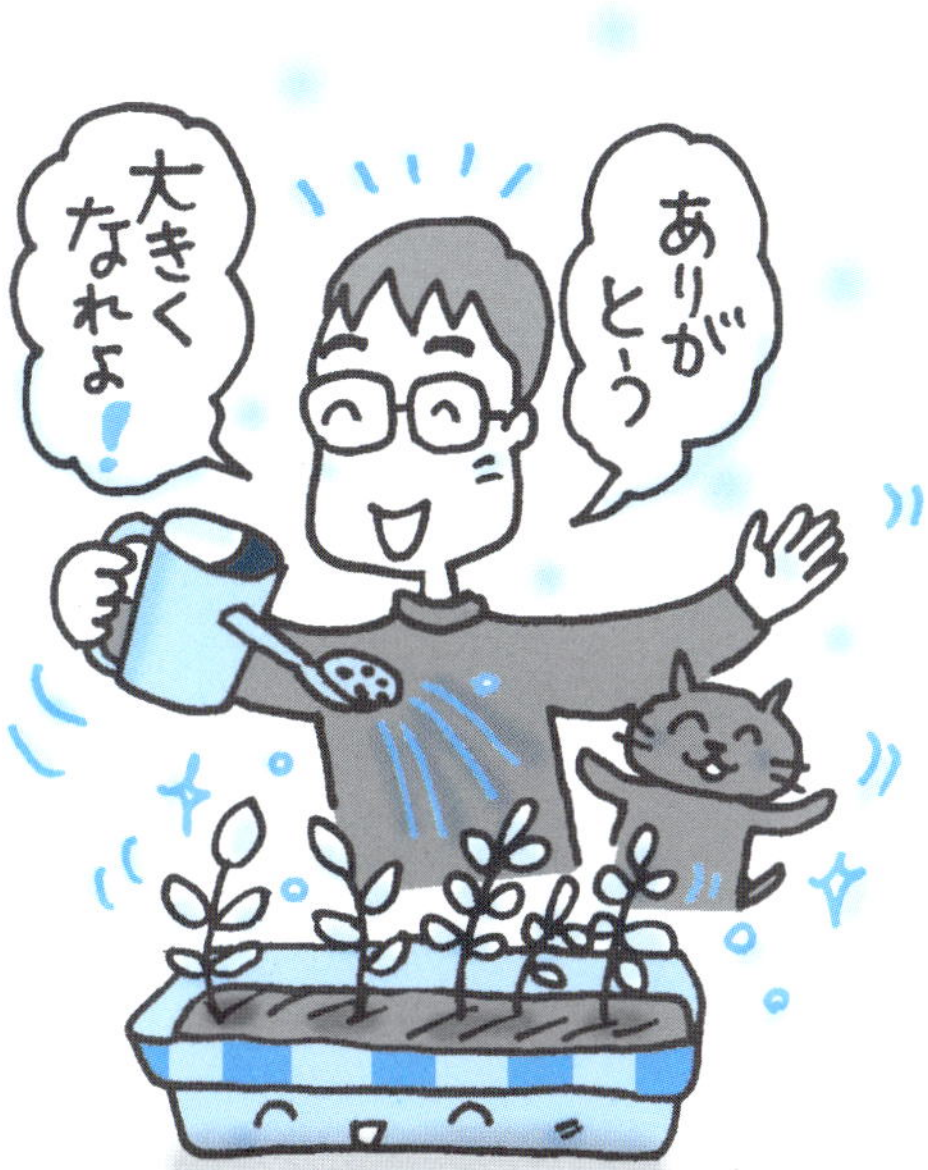

「五行」の考え方を食に取り入れよう

中国に古くから「五行思想」という考え方があります。これは、自然界のすべてのものは「木、火、土、金、水」の五種類の要素に分類できるという思想です。

五行思想では、五つの要素がお互いに影響を与え合い、物事の趨勢を決め天地を変化させていると考えます。東洋医学や風水、四柱推命占いなどの根幹をなしている世界観です。この思想では、五つの要素がバランスよく構成された時に、最大のエネルギーが発揮できると考えられています。

多くの方の波動カウンセリングを行ううちに、私は、波動測定の結果がこの五行思想ととてもよく似ていることに気づきました。波動測定では、病気の原因を解明するために、各臓器の数値を見ていきます。すると、たとえば肝臓にトラブルを抱えているクライアントの方は、「怒り」という感情に対して同調することが多いのです。つまり、怒りを抱え込みすぎると、肝臓にトラブルを招きやすい傾向があるということです。

一方、五行の要素のつながりを表にした「五行配当表」を見てみましょう。五情の中の「怒」は五臓の「肝臓」に対応し、五行思想でも、怒りは肝臓に影響を及ぼすということがわかります。五行の考え方を用いれば、怒りが収まらないときは、五味の「酸（すっぱいもの）」、五菜の「ニ

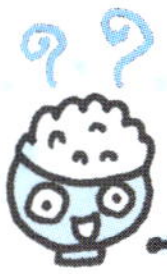

五行配当表（抜粋）

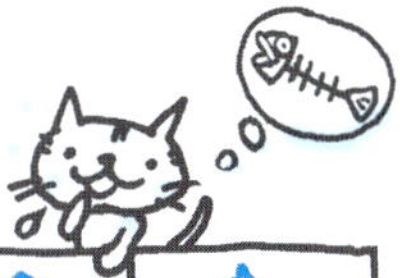

五行	木	火	土	金	水
五味	酸	苦	甘	辛	塩
五性	涼	寒	平	熱	温
五臓	肝臓	心臓	脾臓	肺	腎臓
五腑	胆のう	小腸	胃	大腸	膀胱
五根	眼	舌	唇	鼻	耳
五果	スモモ	杏	ナツメ	桃	栗
五菜	ニラ	らっきょう	アオイ	ネギ	豆の葉
五季	春	夏	土用	秋	冬
五情	怒	喜	思	憂	恐

ラ」、五菓の「スモモ」などを食べれば、バランスが取れるとされています。

五行思想と波動の関係については、まだまだ私も研究中ですし、食事療法で体のトラブルを解決するには専門家の指導が必須なので、ここでは「五行配当表」の一部を紹介するだけにとどめます。しかし、見ていると気づくことも多いかもしれません。ぜひ、参考にしてみてください。

波動を上げるために五行を活用するもっとも簡単な方法は、「青（緑）、赤、黄、白、黒」の五色をきちんと取り入れた食事を心がけるということに尽きるでしょう。そうすれば、さまざまな波動の食べ物をバランスよく摂ることができます。

偏った食生活をしていたり、食べすぎたりしていると、病気や肥満になってしまうのは、いろいろな物をバランスよく食べていないからです。これは、共鳴の原理でも説明できます。同じ周波数を持った食べ物をちょうどよい量だけ補充してあげることで、体の各器官がそれぞれ元気よく働いてくれるのです。

それぞれの臓器に対応した食材の色を、下記の表にまとめましたので、メニュー作りの参考にしてください。

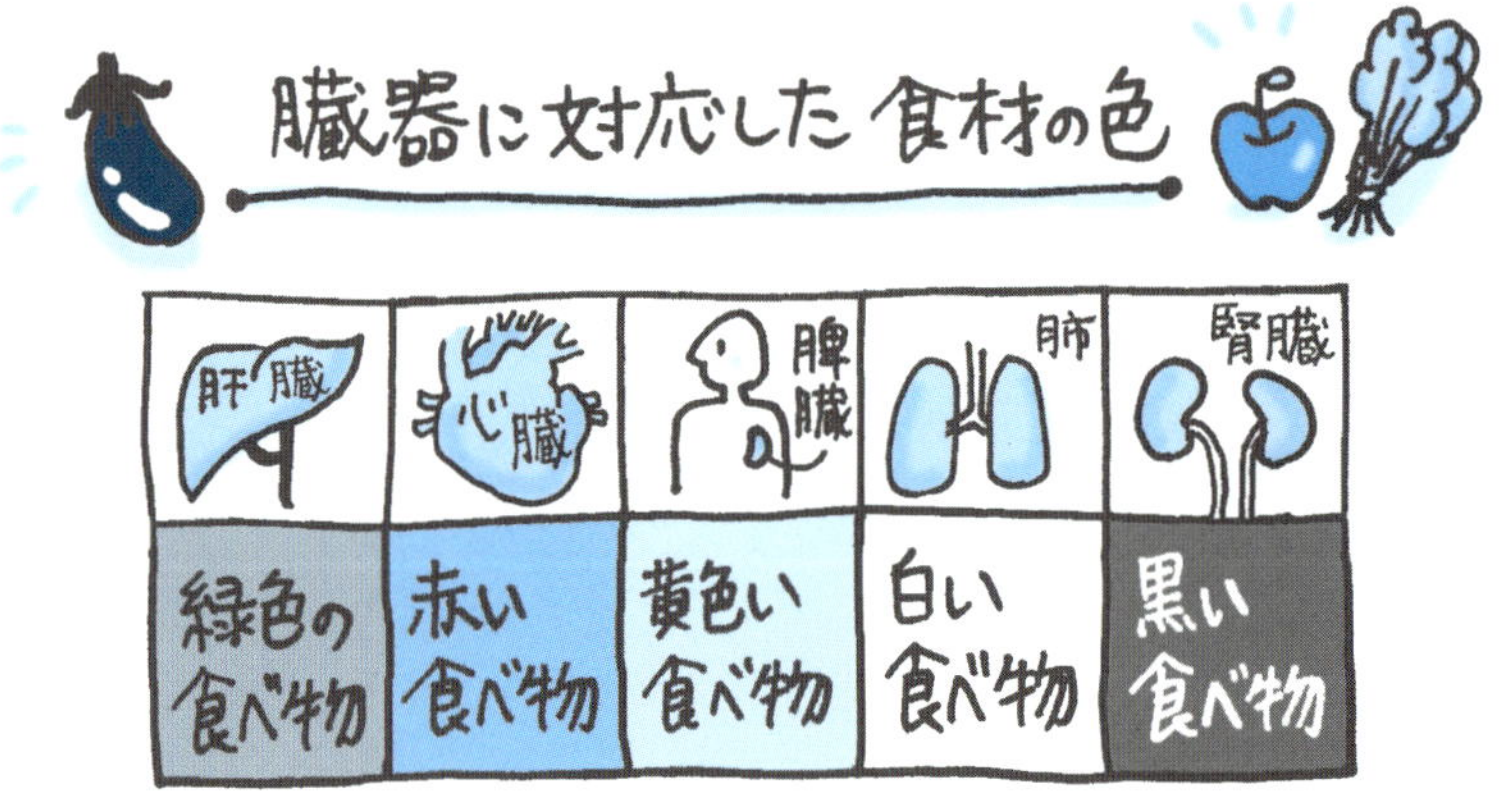

□ 部屋の波動を高めてくれるグッズたち

　あなたがよい水を飲んで、美しい言霊を発し、波動を高める音楽を聴き食事にも気を配り、できるかぎりの努力をしたとします。でも、もし乱雑にちらかった不潔な部屋で暮らしていたとしたら、その努力の多くはあまり報われないかもしれません。環境は、そこに暮らす人に大きな影響を与えます。波動を高めようと考えたら、自分の過ごす環境をよくすることも忘れないでください。

　人がうらやむような豪邸も、雑然としていれば波動的には「問題あり」です。空間の波動調整の基本は、掃除と整理整頓です。たとえどんなに狭くても、きちんと整理整頓され掃除された部屋であれば、いい波動を発する癒しの空間にすることができます。

　その上で、次に挙げるようなものを上手に取り入れると、部屋の波動をよりよいものにすることができるでしょう。

・**水晶**　大地の中で長い年月をかけて結晶化した水晶は、エネルギーを増幅させ場の波動を調整してくれます。

・**炭**　消臭効果や有害物質の吸着効果があるだけでなく、電磁波を除去する力も持っています。磁場を整えてくれるため、寝室に置くとよく眠れるようになるでしょう。

・竹　竹の生命力はすばらしく、成長期には一晩で五〇～九〇センチメートルも伸びると言われ、日本では古くから縁起がいいとされてきました。竹炭や竹製品などを身近に置きましょう。

・麻　麻は、霊力を持つと言われ神事に使われるほど波動の高い植物です。一ヵ月で一メートル以上も伸び、活用範囲も広いので、環境面でも注目を集めています。シーツやマットの他、シャツや靴下、ハンカチなどの麻製品も、邪気を吸い取り波動を高めてくれます。

・塩　浄化作用が高く、お祓いや魔除けとしても使われてきました。小皿に盛って部屋の四隅に置く「盛り塩」は結界を作り、部屋を清めてくれます。

・香り　香りは脳をダイレクトに刺激し、波動を整えます。効能は種類によってさまざまですが、多くの宗教で儀式の際にお香を焚くことからもわかるように、聖なるエネルギーとつながりやすくしてくれる効果もあります。

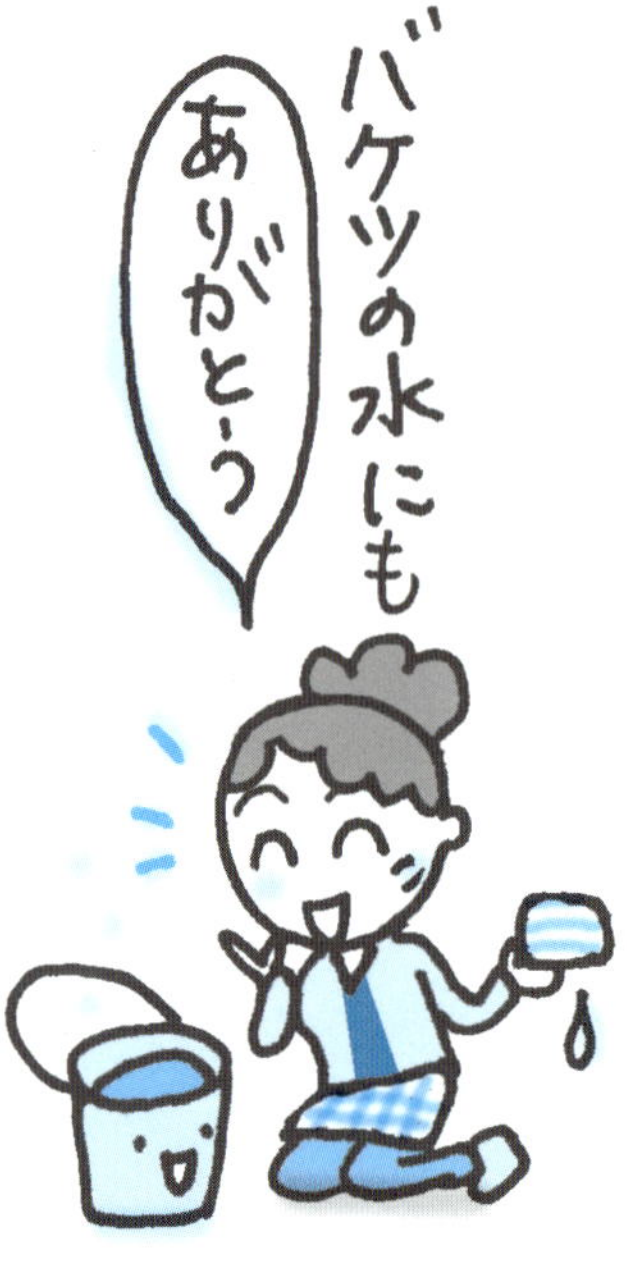

部屋の波動を高めてくれるグッズたち

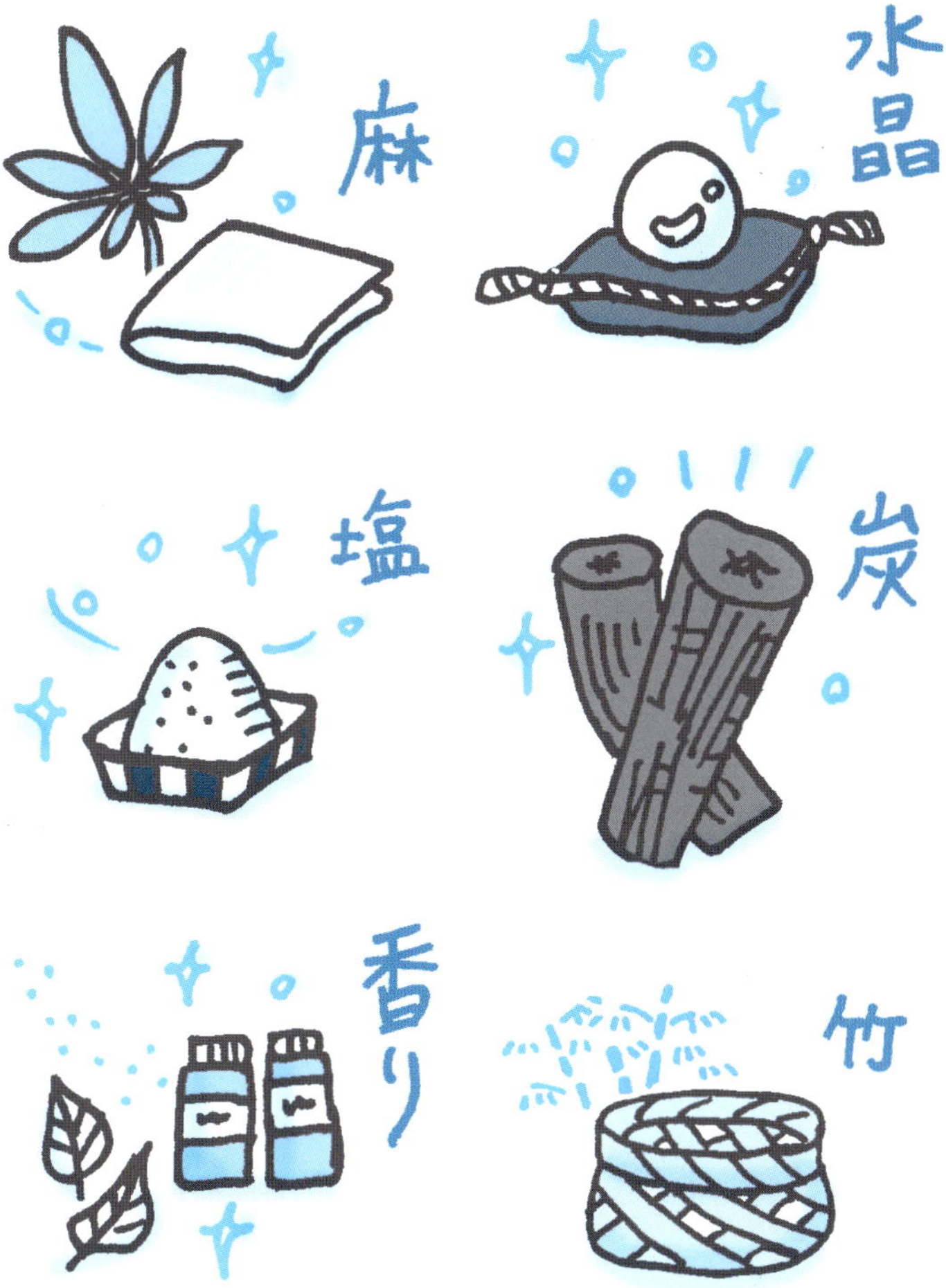

感性を磨こう

水は情報を記憶します。水である私たちは「情報の生命体」です。言葉も、音楽も、色も、食べ物も、煎じ詰めれば「情報」です。これまでお話ししてきたように、「どんな情報（波動）を自分に与えることができるか」が、健康で幸せな人生を送れるかどうかのカギです。

あふれる情報の中から、自分の波動を上げるためベストワンを選ぶためには、よい情報を見極める感性を磨かなければなりません。自分にとっていいと判断したつもりでも、実は人の意見に振り回されていただけだった、エゴや執着にとらわれていただけだったということもあるものです。自分にとって何が必要で何が必要でないのかを感じ取る力を培いましょう。

常にクリアで真の自己基準に基づいた判断ができるようになるには、「美」に触れる機会を多く持つことです。

音楽や絵、演劇、文学、建築など、優れた芸術に触れると、美意識が磨かれます。もちろん、芸術作品の評価は、見る人によって好みが分かれさまざまです。しかし、万人が美しいと感じるものは時代を経ても受け継がれ、古典となって残っています。何百年もの時を経て、なお輝きを放っている作品は本物です。国内外の名作に触れてみましょう。美に対する感性が磨かれてくると、自分にとって本当に必要なものを自然にセレクトできるようになります。すると、あなた自身の波動も洗練され美しく変わっていくはずです。

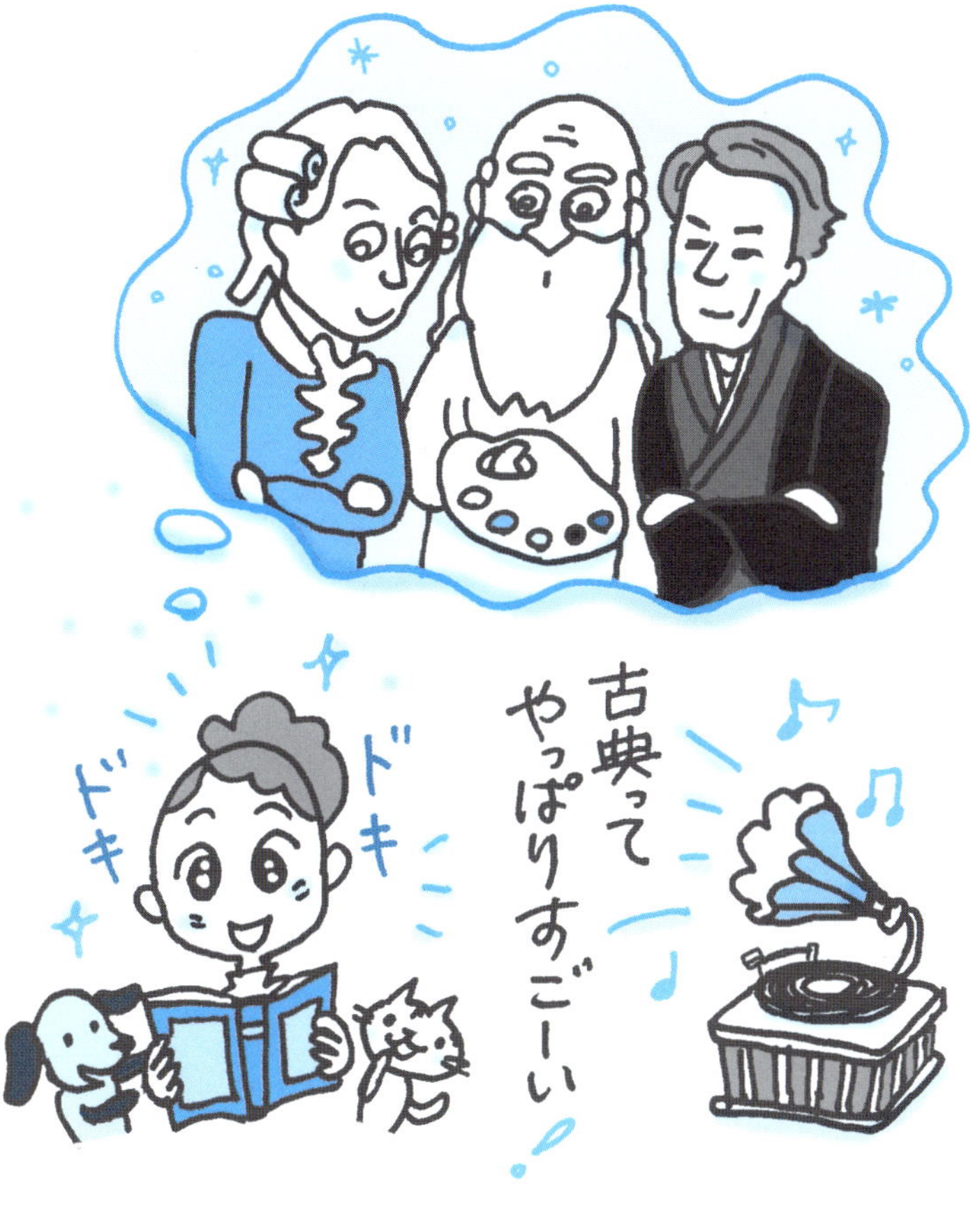

第四章
波動で解決！
あなたの「困ったな」「どうしよう」に
波動のパイオニア江本が答えます

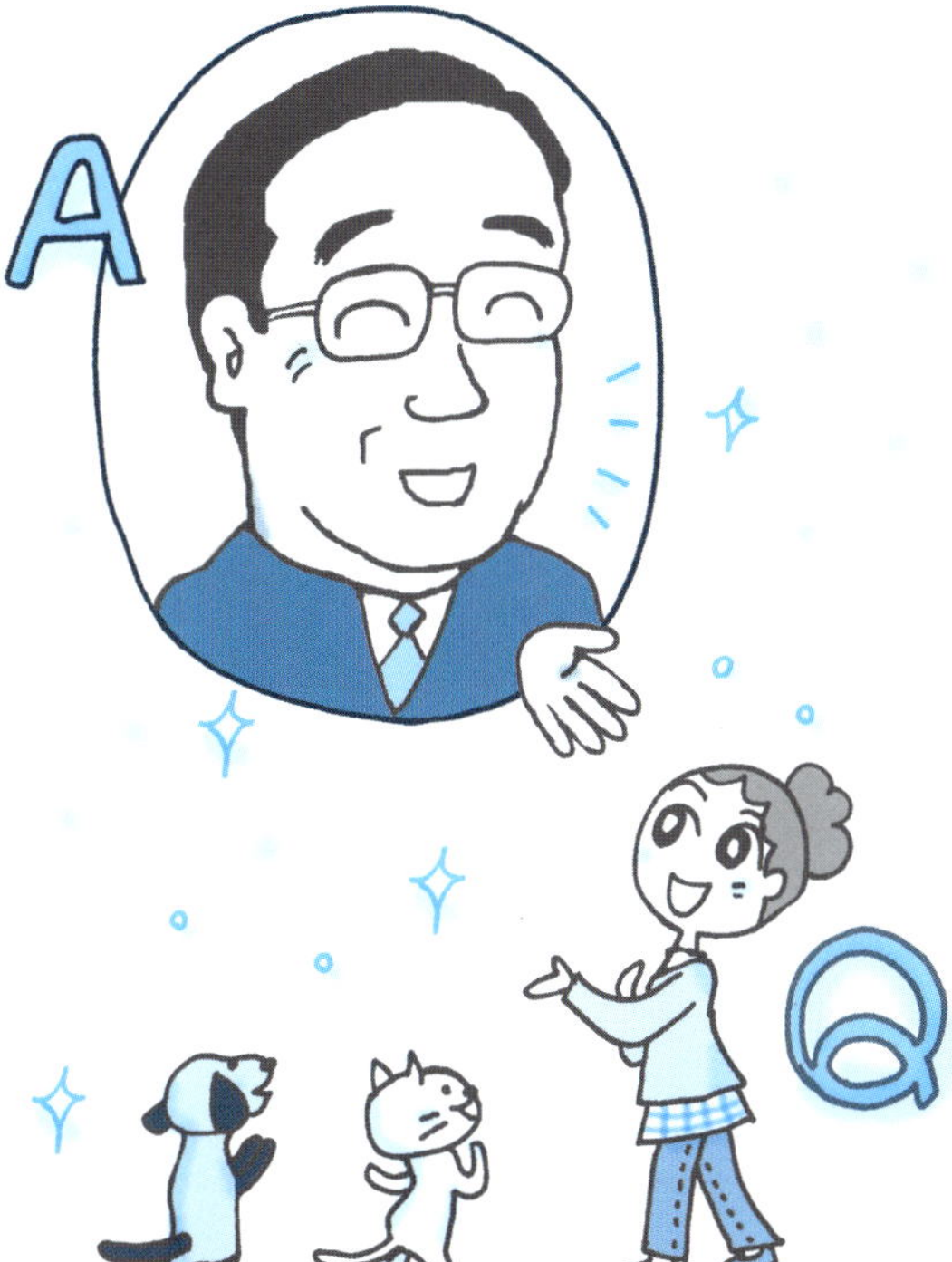

感情編

Q

何に対してもついイライラしてしまい、怒りっぽくなっています。自分でもよくないなとは思うのですが、怒りを感じてしまうのです。どうしたらいいのでしょう？

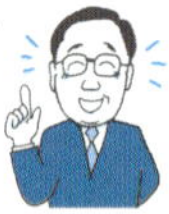

人間なのですから、無性に腹が立つ時や、相手のちょっとしたひと言が頭に来る時は誰にでもありますよね。怒りにはいろいろなレベルがあります。電車で足を踏まれてムッとすることもあれば、大事な約束を破られたりプライドを傷つけられたりして激怒することもあるでしょう。自分に関することでなくても、社会の矛盾や大切な人が受けた仕打ちに対して怒りを感じることもあるかもしれません。

いずれにしろ、怒りを解消するには「ためこまないこと」が肝心です。「怒りが爆発する」という言い方をしますが、怒りは地震と同じです。怒りのエネルギーがマグマのようにたまると、一気に噴出して取り返しがつかないことになってしまいます。自分ひとりで腹立たしさを解消できればいいのですが、残念ながら怒りはこまめに出すことでしか消えてくれません。

ただし、小出しにすればいいと言っても、誰彼かまわず怒りをぶつけていたら大変なことになりますね。ですから、周りに当たるのではなく、あなただけの秘密の「ゴミ捨て場」を作ってください。誰にも見られない場所で、感じている怒りを正直に表現してみるのです。このとき大切なのは、声に出すということと、遠慮しないということです。声に乗り、怒りのエネルギーが発散されるからです。「もう、頭に来た！」「腹が立つ！」など、我慢せずに言ってみましょう。

私がお勧めする「ゴミ捨て場」は、トイレです。ここなら完全な密室ですし、文字通り水に流せます。怒りをぶつける前には、水に対して「これから、たまっていることを言うけど許してね」とひと言断ってください。たまっていた怒りを出し尽くした後は「ありがとう」と感謝しながら水を流すとすっきりし、怒りの波動から脱却できるでしょう。

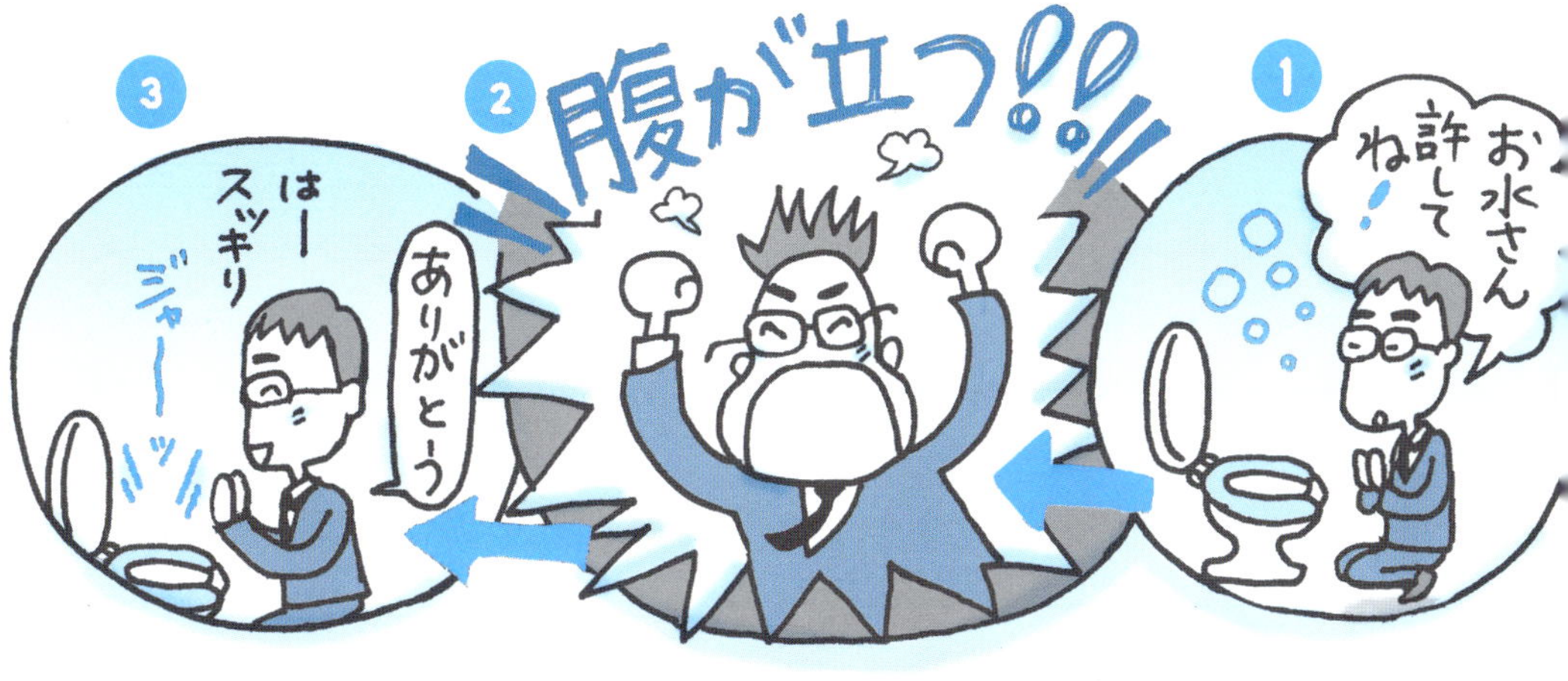
1
お水さん許してね！
2
腹が立つ!!!
3
はースッキリ
ジャーーッ
ありがとーう

Q

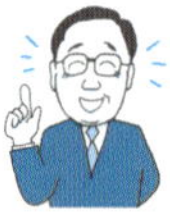

ショックな出来事があり、その悲しみをいつまでも引きずっています。悲しみから立ち直る方法を教えてください。

悲しい時は、自然に涙が出てきますね。あなたは、思いきり泣きましたか？　涙をこらえてはいませんか？　我慢強い日本人は、涙をこらえてがんばらなければと思ってしまいがちです。しかし悲しみを癒すには、思いきり涙を流すのが一番なのです。

「涙」という文字は、「水が戻る」と書きます。私たちは水です。涙を流しきることで、水が元のきれいな状態に戻るのです。あなたというボトルに入った水は、今悲しみという色に染められているかもしれません。その悲しみを涙にして外に出しましょう。泣くのはみっともないから嫌だという人も時にいますが、私は悲しい時は思いきり泣いていいと思いますよ。

泣くのは、心をすこやかな状態に戻す一種のセレモニーです。たとえば、悲しい映画を見たり本を読んだりして思いきり泣いた後には、不思議なことに心が晴れ晴れしますね。それは、泣くことで心も体も浄化されるからです。涙が枯れるまで泣いたあとは、あなたの心に潤いがまた戻っているでしょう。

Q

友だちがいないわけではないのですが、なんとなくいつも寂しさを感じてしまいます。遊びに出かける気になれず、ゲームやネットサーフィンで休日を過ごすことも多く、これではいけないなと思うのですが……。

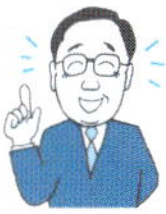

瞬時にいろんな情報にアクセスできるインターネットは大変便利ですね。私もメールや調べ物などで毎日使います。多くの人の心をとらえているゲームも奥深い魅力があるのでしょう。あなたが、ついつい休日をバーチャルな世界で遊ぶことに使ってしまうのも、わからなくはありません。しかし、それで寂しさを紛らわせてしまうのは少し問題ですね。

インターネットやゲームは、あくまで自分の生活を補助したり楽しませてくれたりするツールであって、頼ってしまうものではありません。画面を前にして「自分の世界」

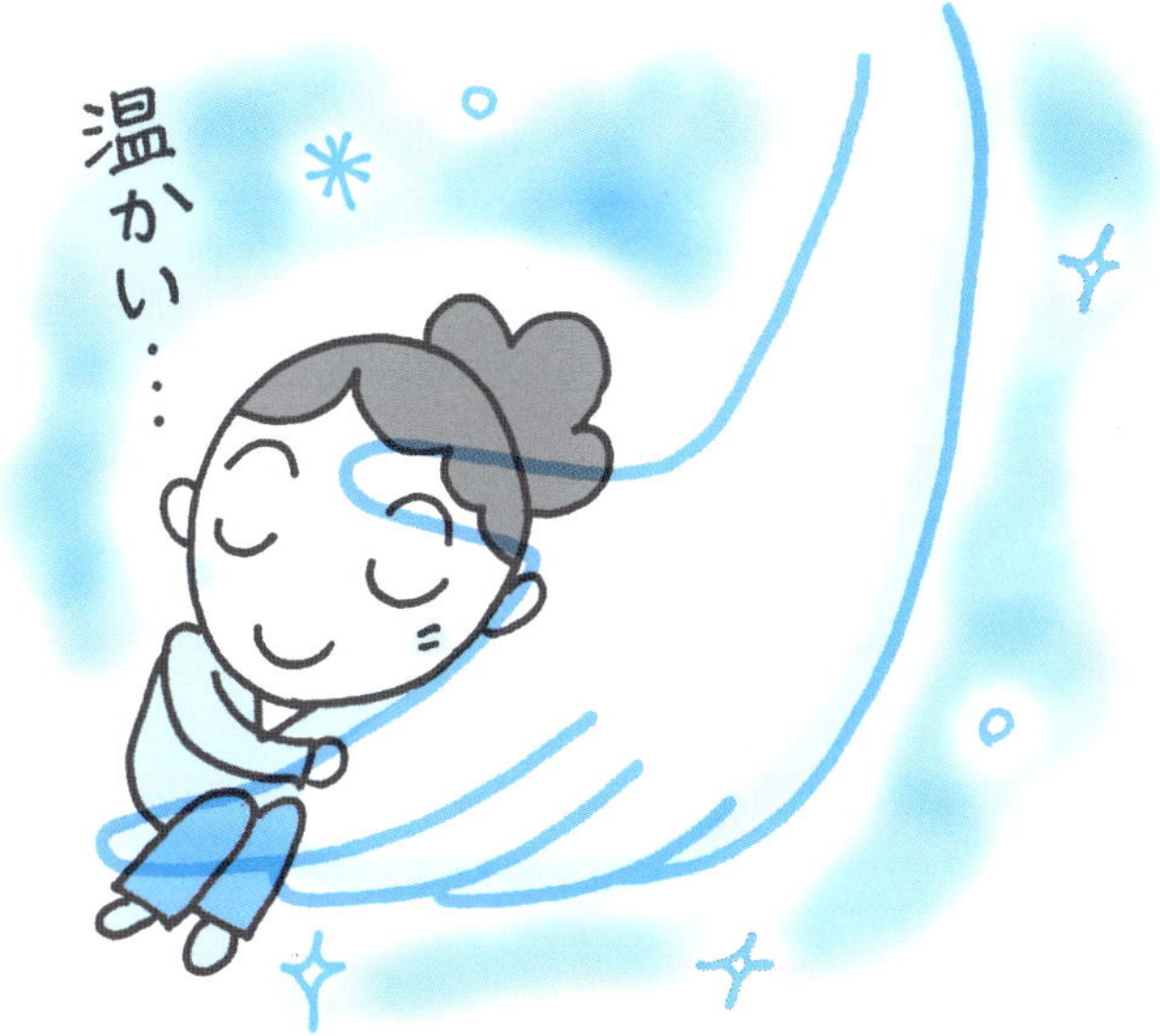

に引きこもってしまうと、ますます孤独感が募ることになってしまうかもしれませんよ。

あなたに今一番思い出していただきたいのは、「温かさ」です。誰かに触れた時の温かさ、犬や猫を撫でたときの温かさ、お風呂に入ってホッとしたときの温かさ、一杯のコーヒーを飲んだ時の温かさ。そんな温かさを感じる機会を多く持つようにしてください。そして、そのあとにあなた自身の体温を感じて欲しいのです。

人間の平均体温は三六・五度だとされています。この体温がたった二度下がっただけで、人間は生きていけません。考えてみれば、人間の適正体温は非常に狭く設定されています。これは、波動的に見れば、狭い振動から外れることなく体をケアしながら生きていきなさいという意図の表れだと私は考えています。バーチャルな世界に足を踏み入れすぎると、実際に肉体を持って生きているという感覚が薄くなってしまいます。それで、人との関わりがおっくうになったり、孤独を感じたりしてしまうのです。

あなたという肉体をもっと自分で感じてみましょう。それには、五感を使うことです。とりわけ、触覚や嗅覚といった普段あまり意識しない感覚を使ってみるといいでしょう。気持ちのよいものに触れ、いい香りを嗅いでみてください。そうやって五感を磨いていると体に力が戻り、心も充実してきます。すると、いつのまにか周りの人間関係も豊かになっていくでしょう。

Q

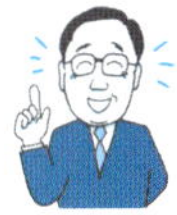

洋服や靴、バッグ、化粧品など欲しい物がたくさんあって、いくらおこづかいがあっても足りません。いったい、私はいつになったら満足できるのでしょう。

物欲というのは、人間が昔から持つ業のひとつです。ここから逃れるには、もう「迷う」しかないですね。……では答えにならないので、物欲が行きすぎるとどうなるかというお話をしましょう。

「あれが欲しい」「これを手に入れたい」と物を集めていくと、何が起きると思いますか？　あなたの細胞も、同じような性質を持ってしまうのです。一部の細胞がいろいろな物をためこみ、挙げ句の果てには、他の細胞まで浸食し始めます。この現象が進むと病気を引き起こします。自分さえ良ければいい

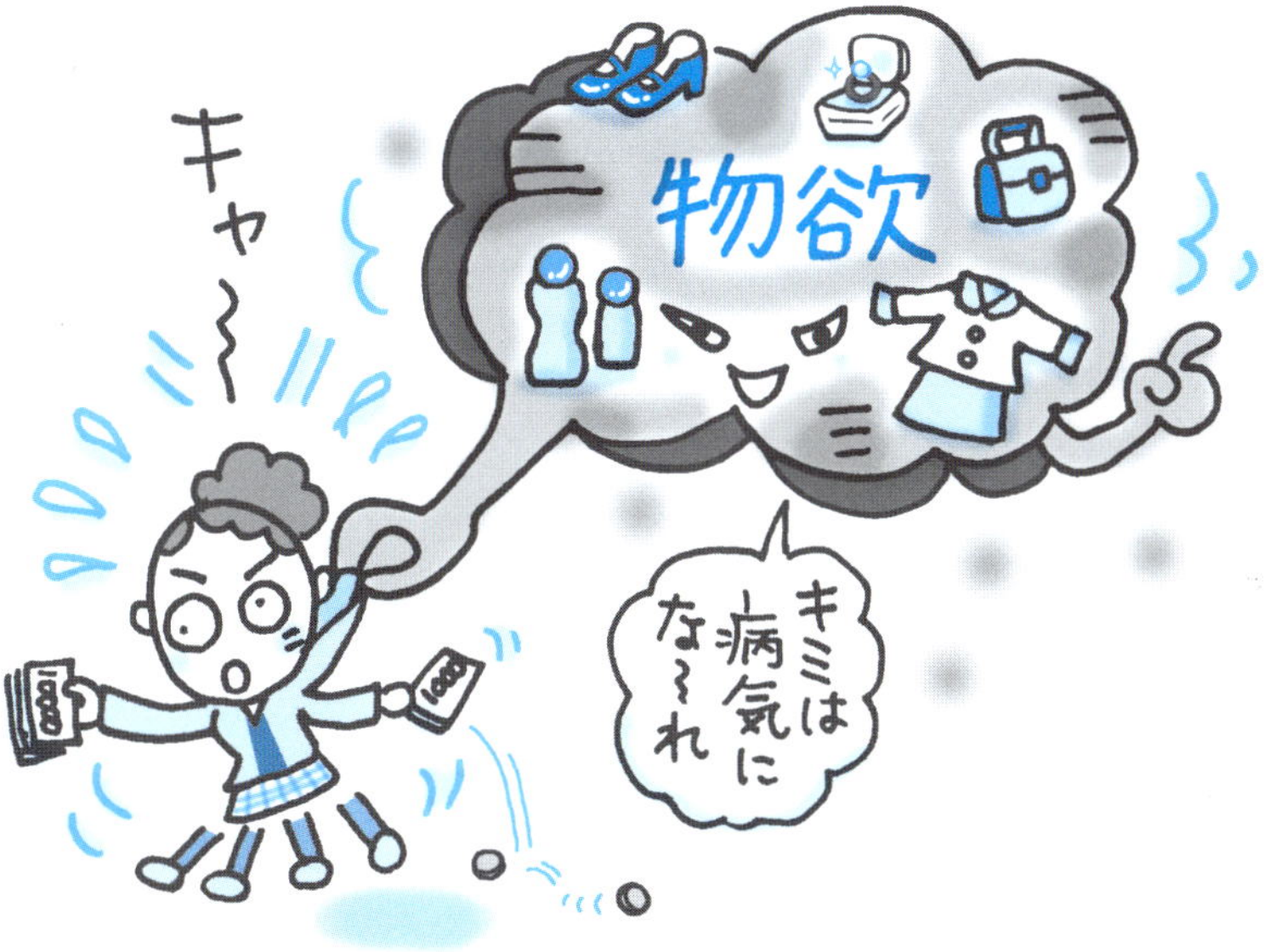

と考えた細胞が、弱い細胞をどんどんむしばんでいくのです。物欲が原因で病気になるなんて、と驚かれるかもしれません。しかし、長年の経験と研究で発見したこの関連性に私は確信を持っています。

これは、個人レベルの問題にとどまりません。社会全体が物質的な価値観で動き、人々の消費欲をあおっています。そのような情勢の中で、本人の意思や生き方とは関係なく「飛び火」のような形で細胞がバランスを崩し、病気になってしまう方も出てきています。だからこそ、ひとりひとりが自分の欲を自覚して、バランスを取って行かなくてはならないのです。

物が欲しい気持ちが収まらないということは、心に満たされていない部分があるのかもしれません。その部分を物で満たすのではなく、美しい絵や音楽、本、映画などで満たしてみてはどうでしょう。自然の中に出かけてみるのもいいですね。自然の波動で

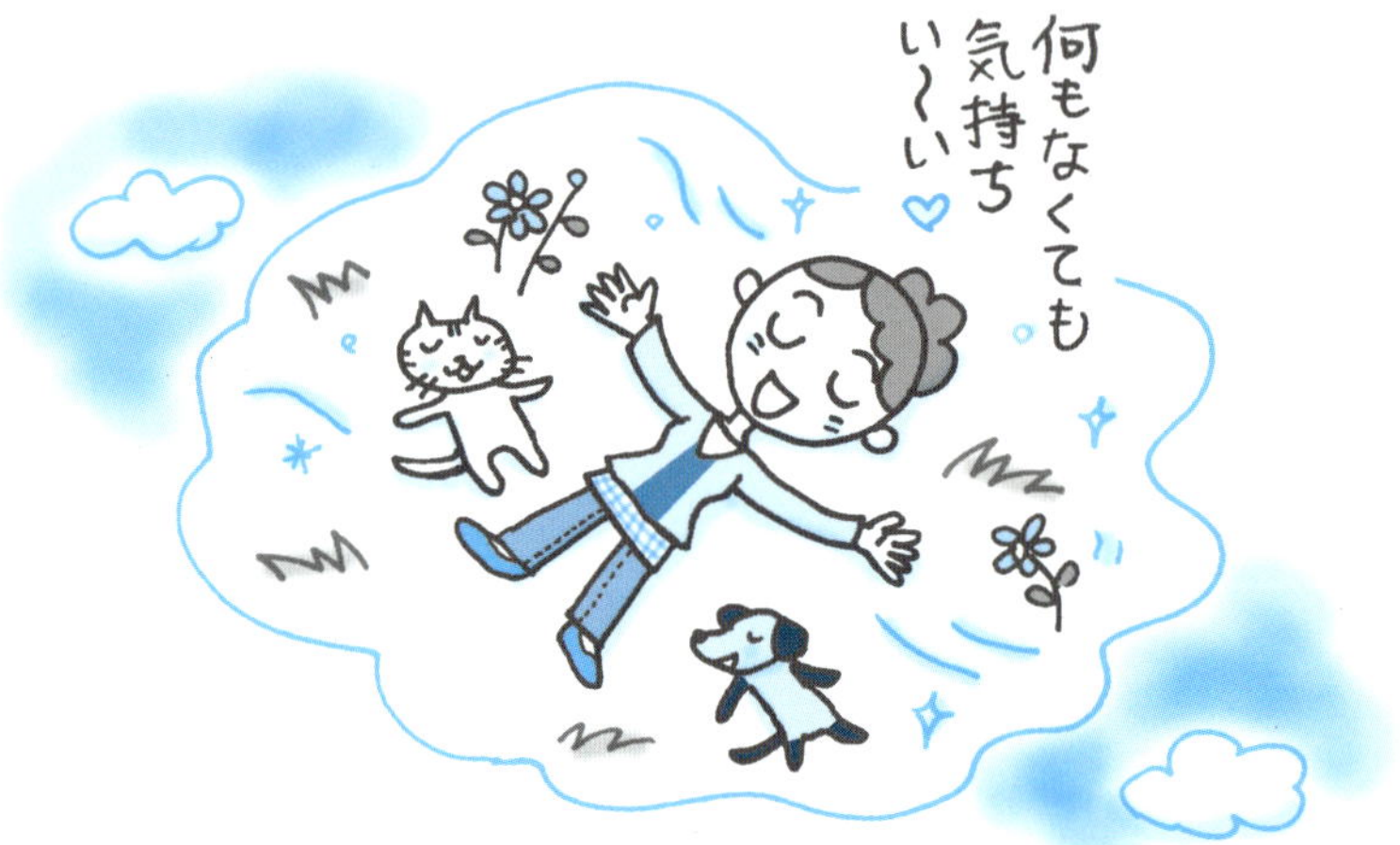

心身がリフレッシュします。きれいな水のあるところなどは最高です。芸術や自然が心に調和を取り戻し、幸福感をもたらしてくれるでしょう。

Q

コミュニケーション編

近所に苦手な人がいて、ちょっとした言動にイライラさせられます。とにかくネガティブなことばかり言うのです。つきあわなければいいのですが、ご近所なのでそうもいきません。対処法を教えてください。

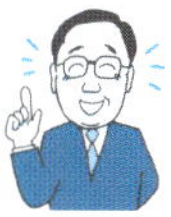

私たちには、「波動を選ぶことができる」という才能が与えられています。自分の意思によって、希望通りに波動をチューニングすることができるのです。苦手な人や嫌いな人と接する時は、その才能を

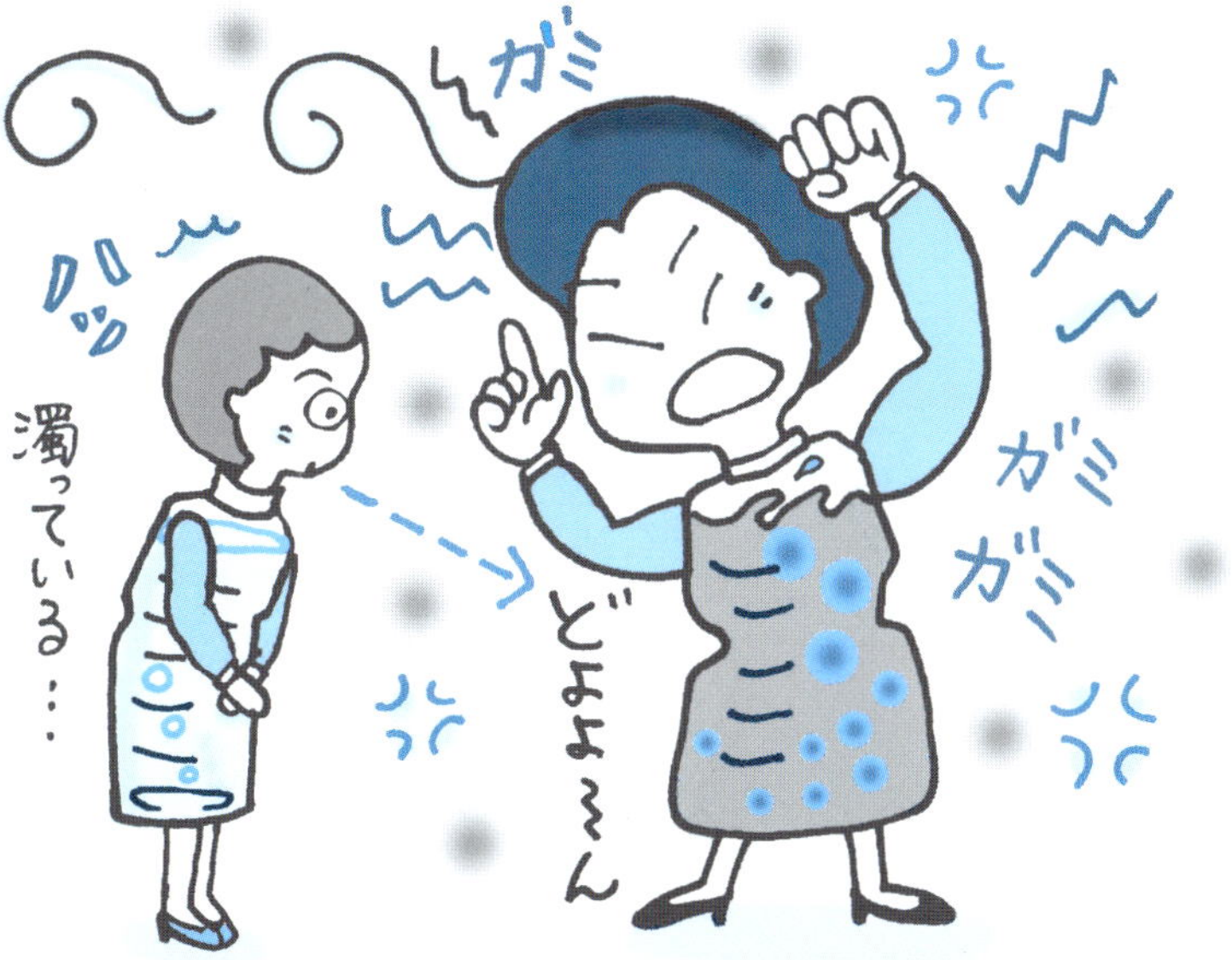

使いましょう。

相手のネガティブな波動に同調しないように、意識してポジティブな波動を出しながら関わっていくのです。そのためには、まず一呼吸おくことが大切です。実際に深呼吸してもいいでしょう。話しかけられたら、答える前にまず自分の波動を意識して、その後返事をしてください。

また、あらかじめ苦手な人と会うことがわかっている場合は、事前にお茶などをゆっくり飲んで波動を整えておくというのもひとつの方法です。その間に、自分の波長を選び相手と接しましょう。すると、相手の言動に反応してネガティブになることもなくなるでしょう。この方法は、大切なプレゼンや打ち合わせの前にも使えますので、ぜひ応用してください。

理不尽なことを言われた時は、「この人自身が悪いのではなく、今ボトルの中の水は濁っているんだな」と考えると、相手を許す気持ちも湧いてきます。また、あなた自身がイライラしていたり怒っていたりすると、あなたというボトルの水も濁るのだということも覚えておきましょう。ボトルの水が澄むまで静かな時間を取って、自分をクリアな状態にしておくのを心がけてください。濁った水同士がぶつかるのが喧嘩です。そうなった時は、相手も自分も澄みきった状態に戻さなければなりません。お互いの意識を濁りが収まる方向に向けるよう努力しましょう。

Q

職場の上司や同僚とそりが合いません。仕事の内容自体に不満があるわけではないのですが、人間関係がよくないため毎日がゆううつで、特に月曜の通勤電車などは気分が最悪です。上司や同僚とうまくやっていく方法はありますか？

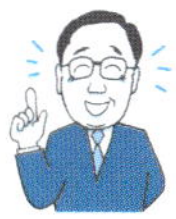

一番効果的なのが、「あいさつをきちんとすること」です。なんだ、そんなことかと思われるかもしれませんね。しかし、あいさつは自分の波動を周囲に伝える重要な行為ですから、決してあなどれません。

朝、オフィスに入ったらすぐに「おはようございます！」と明るい声であいさつしましょう。その時、自分の出すバイブレーションでオフィスを清めるぞ、というくらいの心意気をもってください。幸せの波動を広げるぞという気持ちをもつことが肝心です。あいさつをしたら、ひ

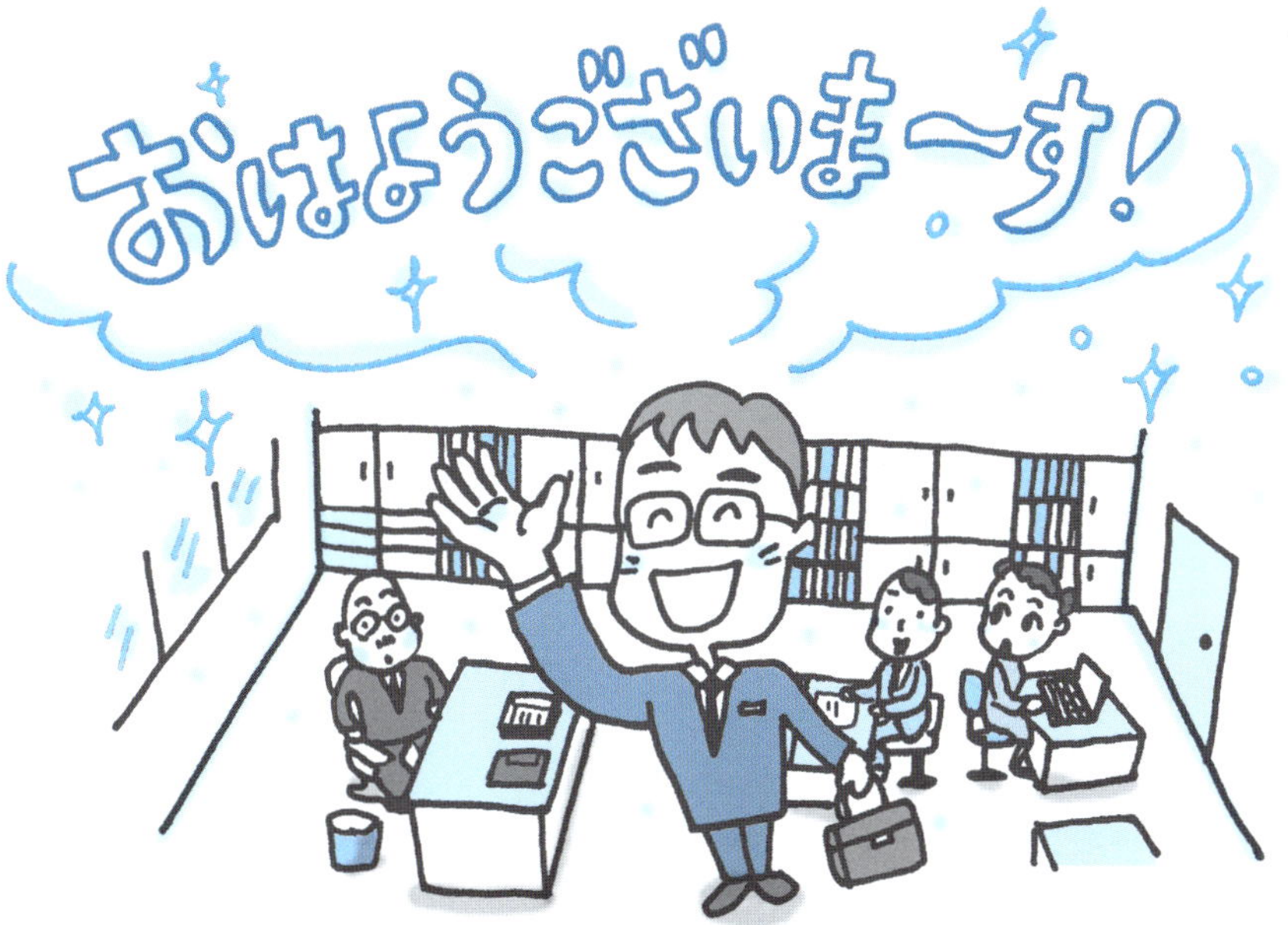

とりひとりの顔を瞬時に見わたしましょう。もし反応が悪くても気にすることはありません。あなたがどのような波動を出すかが重要なのですから。

「ありがとうございます」「おつかれさまです」と心を込めてあいさつを続ければ、周囲の反応も変わってくるでしょう。たとえ変わらなかったとしても、確実にあなた自身のストレスは減り状況は変化していくはずです。はじめはむずかしいかもしれませんが、オフィスの「美化運動」のつもりで楽しんでやってみましょう。周囲の人を「嫌な上司や同僚」と思わず、自分と同じ「ボトルの水」だと思うといいですよ。あなたのバイブレーションで、周りの「ボトルの水」を振動させるつもりであいさつをするのです。

満員電車でも、乗り合わせている人を自分と同じボトルの水だと思うと、ストレスが少し減るはずです。たしかに、すし詰めの電車は嫌なものですが、そこでネガティブな思いを持つのはよくありません。「ああ、会社でまた上司に叱られるな」「全く、なんでこんなに混んでいるんだろう」などと思いながら電車に揺られていたら、波動はどんどん下がっていくだけです。

私が電車通勤していた頃、車内が混み合い本も読めない時は楽しみにしている休日の予定のことを考えたり、電車の中吊りや車外の景色を見たりして気分転換をしていました。目に見えるおもしろいこと、楽しいことにフォーカスして想像をふくらませていくと、あっという間に目的駅に着いてしまいますよ。

Q

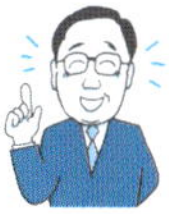

引っ込み思案で、自分をうまく表現できません。もっと明るく積極的になって友だちを増やすにはどうしたらいいでしょう。

唐突ですが、人生を豊かにする最たるものは「ときめき」ではないかと私は考えています。考えてみてください。ときめきのない人生は、つまらないですよね。ときめきを得るためには、やはり勇気を持って一歩前に踏み出すしかありません。あなたは今の自分に自信が持てずにいるのかもしれませんね。まず、一歩踏み出すための自信をつけましょう。それには、経験を重ねるしかありません。しかし、最初から大きな成功を目標にするのはむずかしいでしょう。

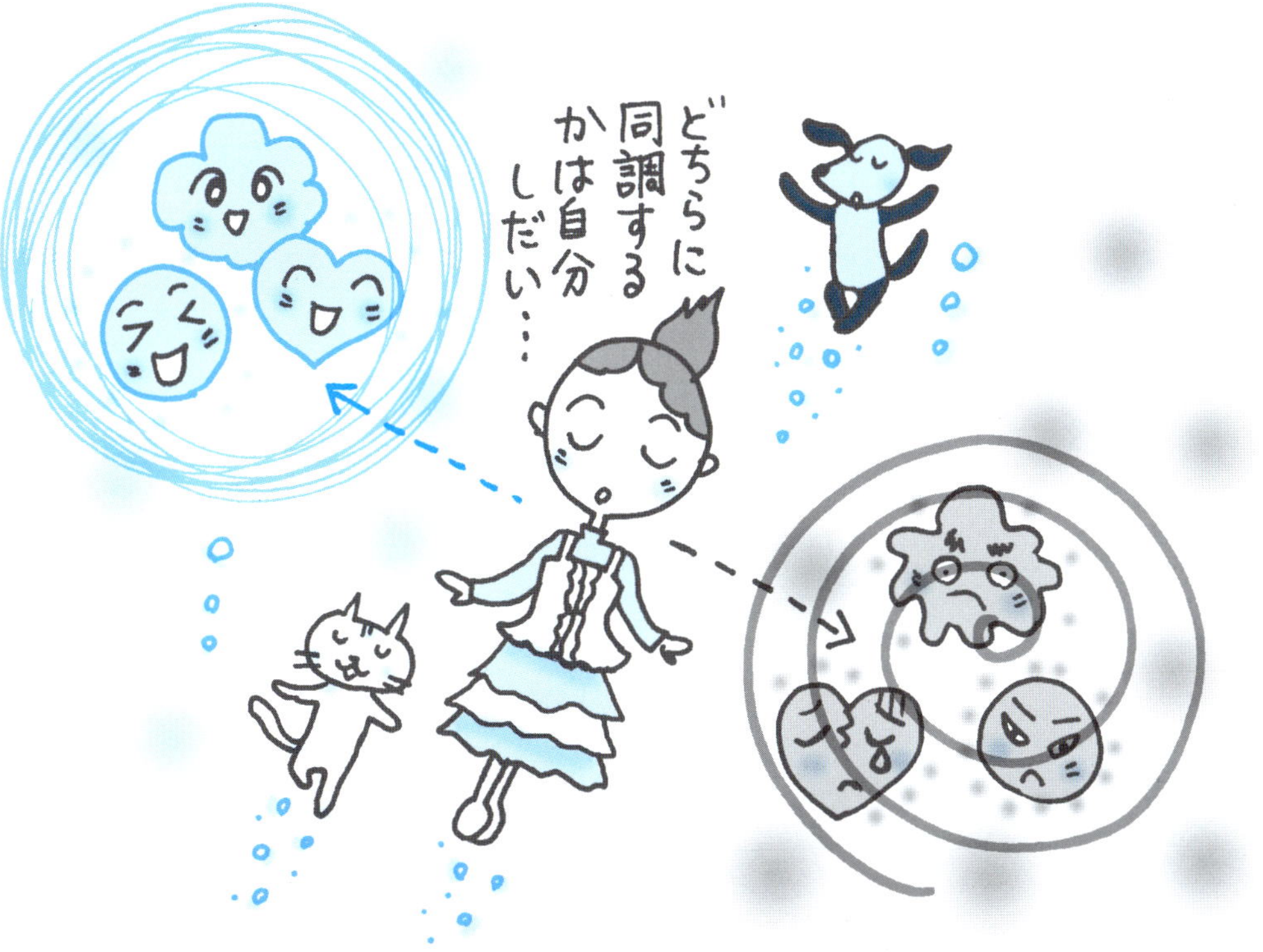

ちょっとしたことでいいので、あなたがときめくことにチャレンジしてみてください。習い事でも遊びでも何でもＯＫです。すると、明るいバイブレーションがあなたの中に生まれます。それを感じたら、また次にやりたいことをやってみる……。そのステップの中で少しずつ達成感が積み重なり、自信につながりますよ。そうすれば、自然に交友関係も広がっていくでしょう。

参考までに、私自身のことをお話ししましょう。今は大勢の方の前で講演する機会が多い私ですが、中学から高校にかけての数年間、吃音障害、いわゆる「どもり」の症状がありました。それまではクラスの中でも活発な生徒だったのですが、中学一年の国語の先生が吃音だったため、「かわいそうだな」と同情していたところ、いつの間にか自分自身も同じ症状になってしまったのです。

しかし、症状は三、四年続きましたが、いつの間にか治っていました。それは、私は歌が得意だったので、合唱部の先生に特別に声をかけてもらい、合唱コンクールで独唱するなどして自信がついたこと。サッカーや陸上などのクラブに入り、好きなスポーツに熱中したことがよかったのではないかと思っています。

自分のマイナス部分を気にすると、そこに波動が同調してしまいます。悩む時間を、「楽しいこと」「得意なこと」「好きなこと」を無心にやる時間に変えましょう。「ときめきの波動」に体が共鳴して、気にしていた部分はいつのまにか解消されるでしょう。

Q

嫁姑問題で悩んでいます。子育てや家事に口出しをする姑を煙たく感じます。また、姑も私のことが気に入らないらしく、よく衝突します。どうすれば、いざこざがなくなるでしょう。

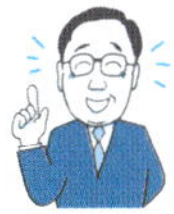

お嫁さんと姑さんの関係は、どの国でもデリケートな問題のようですね。私も国内外を問わず、時々相談を受けることがあります。波動の見地から見れば、これは仕方のないこととも言えるのです。

同じ男性の妻と母である二人は、波動的に見れば非常によく似た周波数を出していると言えます。しかし、同じ周波数ではありません。周波数の近い二つの音叉を叩くと、うなりのような不

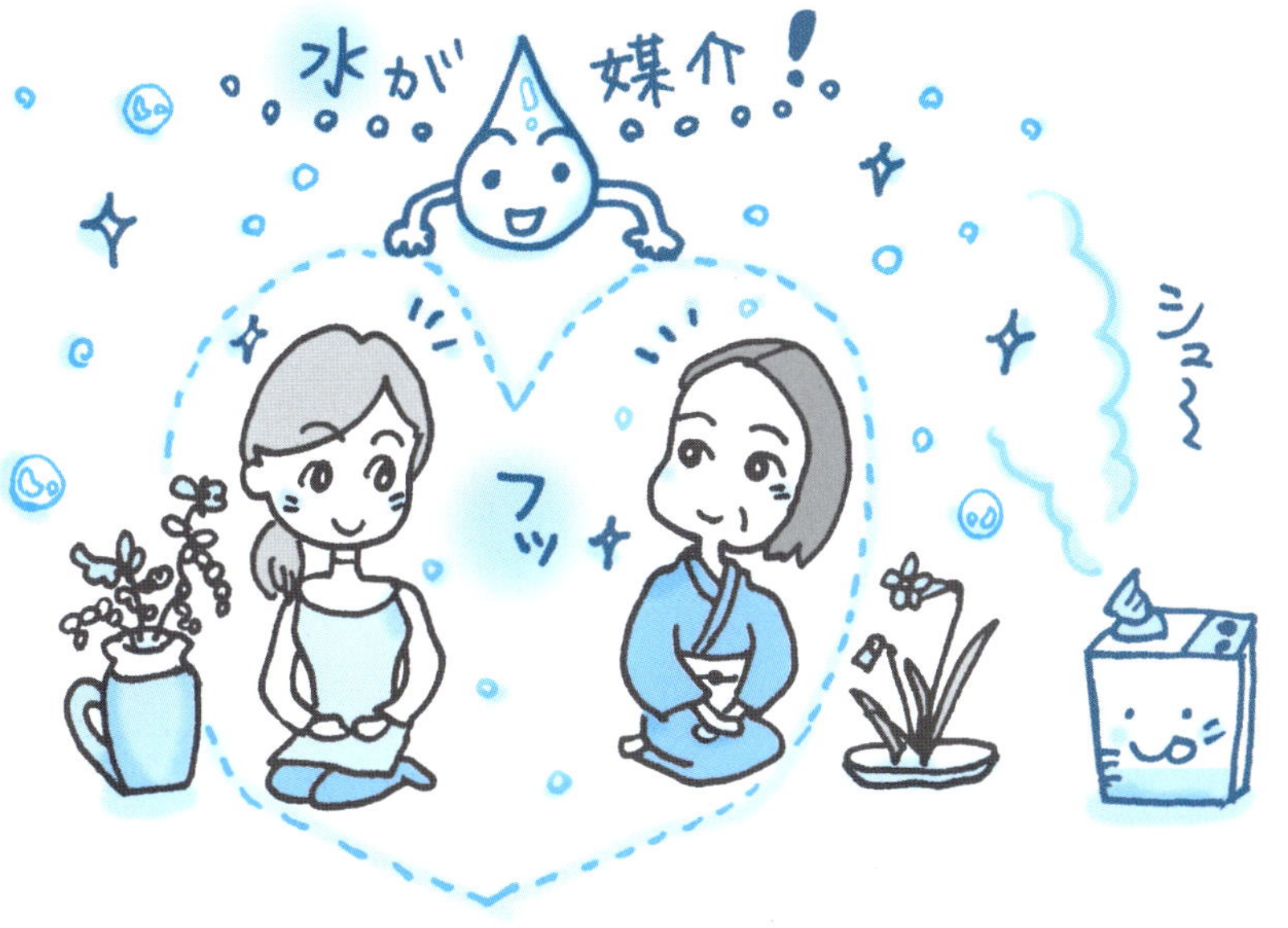

協和音が生まれますが、嫁姑問題が起きている家庭は、まさにこの状態です。「周波数が違うのだから仕方ないわ」と、あきらめるのもひとつの方法でしょう。あるいは、周波数を合わせる努力をするという選択もできますね。いずれにしろ、波動という新しい視点から考えてみると、そのご家庭に合った対処法が見えてくるのではないでしょうか。

環境を整えるという意味で、部屋の中をあまり乾燥させないことも大切です。部屋が乾燥していると人の心も渇き、関係がぎくしゃくしやすくなります。加湿器を置いて、家の中を常に潤った状態にしておきましょう。水分が媒介となり、コミュニケーションがスムーズに行くようになるのでお試しください。

また、第二章でお話ししたように、食べた物によって波動は変わります。肉は闘争心をかき立てる性質があるので、できれば肉食はほどほどにしたいものです。青（緑）赤黄白黒の五色がそろった彩り豊かなメニューを考えバランス良い食事を心がけると、家族全員の波動が調整されトラブルが減りますよ。

Q

営業の仕事をしています。クライアントと上手にコミュニケーションを取って、成績をアップさせる秘訣を教えてください。

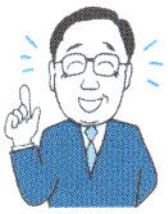

自分の話を聞いて欲しいと思ったら、まず相手の話をよく聞くことです。自分の話を聞いてくれる人に悪意を抱く人はいません。あなたが熱心に話を聞くうちに、相手は心を開いてくれるでしょう。そこに、共鳴現象が起こります。共鳴が起きれば、クライアントもあなたの話を受け入れやすくなるはずです。すると、お互い気持ちよく契約を結ぶことができるでしょう。

ただし、そこに「絶対買ってもらおう」「なんとしても契約を取らなければ」といった、執着や欲があってはいけません。下心からうわべだけの共鳴関係ができたとしても、それはいつか破綻します。相手に喜んでもらいたいという純粋な思いが、本当の共鳴を作るのです。

営業職以外の方でも、この共鳴現象を抜きに仕事することはできないでしょう。会議や打ち合わせ、プロジェクトを進める時、この共鳴という言葉を意識してみましょう。

特に、人を癒すセラピストやヒーラーの方は、クライアントと話す際にこの言葉を忘れないでください。クライアントの多くは、心身の悩みを抱えた方たちです。相手と共鳴関係が築けないと、彼らの悩みを引き出し癒すことはできません。時にはクライアントの気持ちになって、涙を流したり怒ったりしてもいいでしょう。大変ハードなことなので、自分のバランスを保つためには工夫や努力が必要だとは思います。しかし、人を癒す仕事は、それだけやりがいのある仕事です。誠心誠意、相手と対峙《たいじ》することによって、クライアントの人数分だけ、その人の歴史や経験を自分のものにすることができます。また、クライアントの成長を通して、自分自身も成長できます。そのためにも、人間の本質を探る姿勢を忘れずに、謙虚な気持ちでクライアントに接することが大切です。

恋愛編

Q なかなかいいご縁に恵まれません。愛する人と巡り合うには、どうしたらいいのでしょうか？

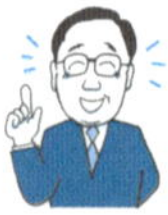

恋は一種の共鳴現象です。相手の波動と自分の波動が共鳴したとき、恋が始まります。一目惚れは、一瞬で相手の波動に強く共鳴したということですね。恋という共鳴を起こすために大切なポイントは三つあります。

ひとつは、自分から積極的に外へ出て行くということです。「ご縁」という文字は、「ふち」「へり」とも読みますね。二つとも「端」を意味する言葉です。昔なつかしい「縁側」は、「家」と「外」の境目にありました。つまり自分から外へ出て行かないと、ご縁をつかむことはできないのです。いつもと同じ生活パターンを送っていたら、共鳴を起こす相手と巡り合うチャンスは限りなく低くなります。積極的に新しい場所へと出かけていきましょう。

次に大切なことは、自分をよく知るということです。例外はありますが波動的に見れば、お互いに不足している部分を補い合える人がパートナーとしては最高です。自分をよく知り、何が足りないか、あるいは、何を与えられるかを見極められれば、どんな相手がベストパートナーかおのずとわかってくるはずです。それがはっきりすると、ぴったりの相手を引き寄せやすくなります。

最後に、もっとも忘れてはならないことがあります。それは、自分を愛するということです。「自己愛」という言葉を見せた結晶をご覧いただくと、その意味がわかるでしょう。写真のように結晶の上の突起が、合掌の形になっています。両手を胸の前で合わせる合掌のポーズは、太陽を拝み、その光を受け取る時の形なのだそうです。本来、合掌と

自己愛

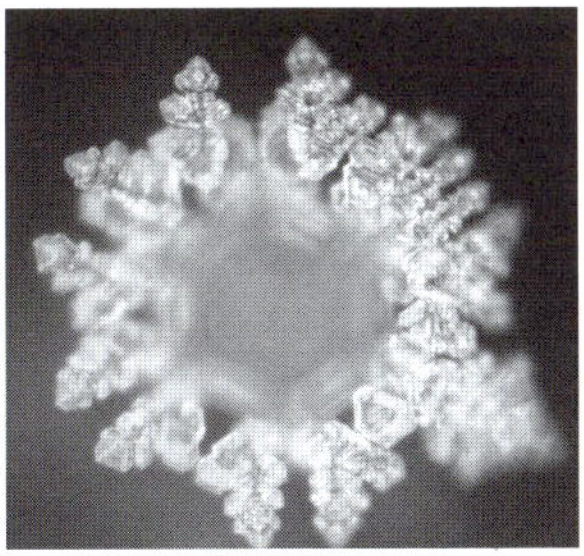

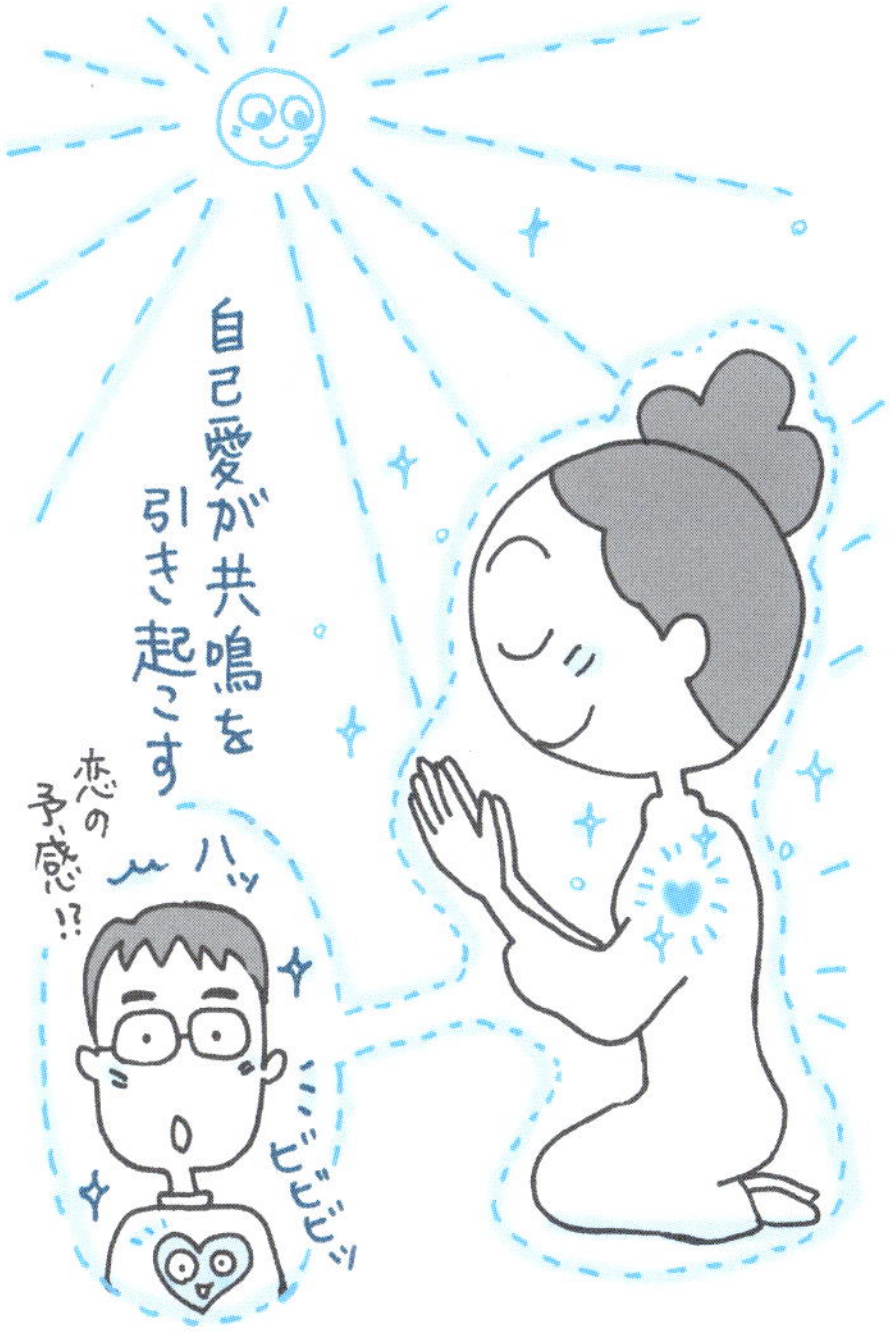

は、日の光を両手でおしいただいて体内に送り込む行為だったのです。体に送り込まれた光は、自分の中にある「内なる神」と共鳴を起こします。つまり「自分を愛する」ということは、自分が光り輝くということなのです。光り輝く人の周りには、たくさんの人が集まってきます。もちろん、あなたが探す人もその中にいるはずですよ。

Q

失恋して一年が経ちますが、相手のことがなかなか忘れられません。連絡は途絶えていますが、できれば、もう一度おつきあいしたいと思っています。これは、よくないことでしょうか?

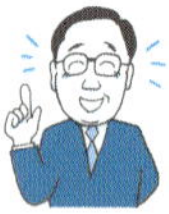

そうですね。一度別れた相手と再びおつきあいを始めることは、波動の見地からすると、あまりお勧めはできませんね。なぜかといえば、破局したのは一度は共鳴したお互いの波動が変わったから。つまり、あなたの波動が「進歩」したということだからです。離れてもなんらかの交流があり、お互いの価値が再確認できたというのであれば、話は別です。しかし、相手への未練から一方的に復縁を希望しているのであれば、進歩した自分をかえって傷つけることになりますし、よい結果は生まないでしょう。

「恋」と「愛」という文字を比べてみてください。「心」という文字はどこにありますか？「恋」は下に、「愛」は真ん中にありますね。「愛は真心、恋は下心」なのです。ちょっとした言葉遊びに見えますが、核心をついているのではないでしょうか。

冷たいことを言うと思われるかもしれませんが、恋に破れたとしてもどうってことはないと私は思いますよ。それは、あなたにぴったりの波動を持った相手は他にいますよというメッセージなのですから。恋が本物なら、やがて愛に変わります。今回の失恋は、自分にぴったりのパートナーと巡り合い、本当の愛を得るための試練なのだと受け止めてみてはどうでしょうか。

ここで離婚についてもお伝えしておきましょう。「離婚は、リコンファーム（再確認）ですよ」と、私はいつもお話ししています。今ではあまり見られませんが、以前は国際線に乗るときには、リコンファームをするようによく言われました。人生にも、時にリコンファームが必要です。離婚は、自分の人生設計、目的地を再確認するいいチャンスになるのです。

リコンファームの結果、目的地が違ったとしたら離婚すればいいし、パートナーと新しい目的地を見つける必要があるのだとしたら話し合えばいい。どちらを選択するにせよ、自分の人生設計に従って歩めるかどうかを判断基準にすれば、悩む時間を減らして新たな一歩を踏み出せます。

離婚も失恋もネガティブな出来事ととらえるのではなく、人生の再構築のためのステップと考えてみてください。

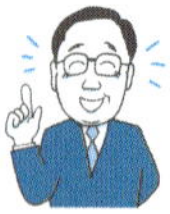

Q 結婚しました。末永く幸せに暮らすヒントを教えてください。

自分の話で恐縮ですが、私は妻と大恋愛の末に結ばれ、子供にも恵まれて幸せに暮らしています。陰になり日向になり日々私を支えてくれる妻には、愛と感謝をいくら送っても足りません。私の原動力であり心のオアシスである妻に、私はいつも「ありがとう」「かわいいね」と声をかけています。ですから、妻は友人たちからうらやましがられているそうです（あまり書きすぎると妻から叱られますので、これくらいでやめておきましょう）。

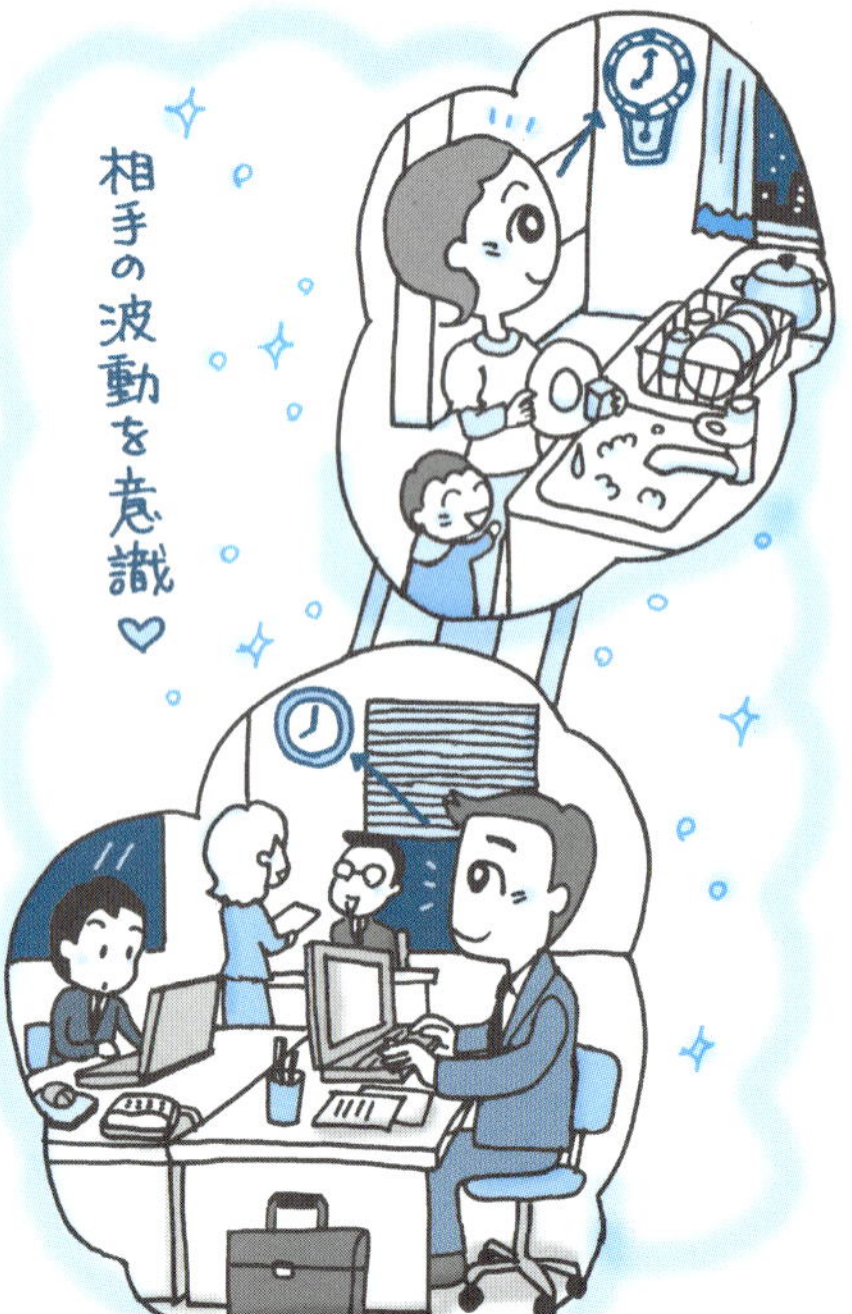

もちろん、お互いの努力なしにこの関係が築けたわけではありません。全くの他人と共に暮らすわけですから、いろいろなことが起こります。当然、時には行き違いや誤解が生まれることもあります。その都度、相手の立場に立って、「なぜ、怒っているのだろう」

「どうしてこんなことを言うのだろう」と考えられるかどうか。それが、よいパートナーシップを保つ秘訣だと言えるでしょう。相手の波動を常に意識して、共鳴関係を維持する。これがポイントです。

「夫婦愛」という文字を見せた結晶をご覧ください。大きな結晶が小さな結晶をやさしく包み、夫婦がいたわり合い思い合う姿を見事にとらえています。これは、夫婦茶碗のように、大きい方が夫、小さい方が妻を表しているわけではありません。時と場合によって立場は変わるでしょう。時には妻が夫を愛で包み、夫が妻を優しさで支え、お互いを思い合いながら信頼関係は深まっていくのです。

「家族愛」「隣人愛」の結晶もご紹介しましょう。

三つの結晶が重なった家族愛の結晶は、祖父母、両親、子供へと愛が伝わっていく姿が映し出されています。一番小さな結晶が天真爛漫な子供のエネルギーを表しているようでほほえましいですね。枝葉が広がる隣人愛の結晶は、家族という単位同士がつながり、人情や気配りで共同体を形成していく様子を表しているよ

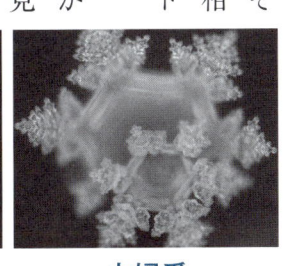

夫婦愛

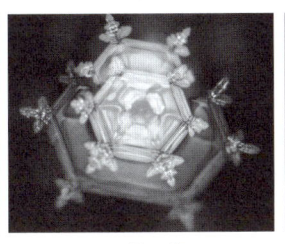

家族愛

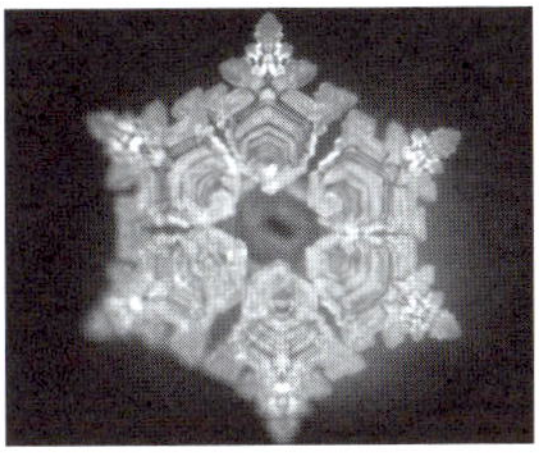
隣人愛

うに見えます。

夫婦は、社会を形成する最小単位の共同体「家族」の基本となる関係です。夫婦が愛し合い慈しみ合えば、やがては、大きな人類愛につながります。いくら道義的に正しくても、人類愛、社会愛だけを説き、家族や隣人を顧みない人を私はあまり信用していません。自分を愛すること、そしてパートナーや隣人を愛することが、人類を愛で満たすことにつながっていくのです。生涯のパートナーと新しい人生を歩み始めたあなたに、愛と祝福を送ります。

□ 免疫力を高め、幸せな運命を呼び込む波動生活術十一条

①感謝の言葉を言う

元気に朝を迎えられたことに対して、朝一番に感謝をしましょう。「今日も元気に目覚めることができました。ありがとうございました」と、天と自分に向かってお礼を言うのです。新しい一日が始まることは、普通の人にとっては「当たり前」のことかもしれません。しかし、実はとても奇跡的なことなのです。素直な気持ちで感謝の念を送ることで、波動は一気に高まります。感謝の言葉の前に、「○○さん」「○○ちゃん」と自分に向かって呼びかけてもいいでしょう。

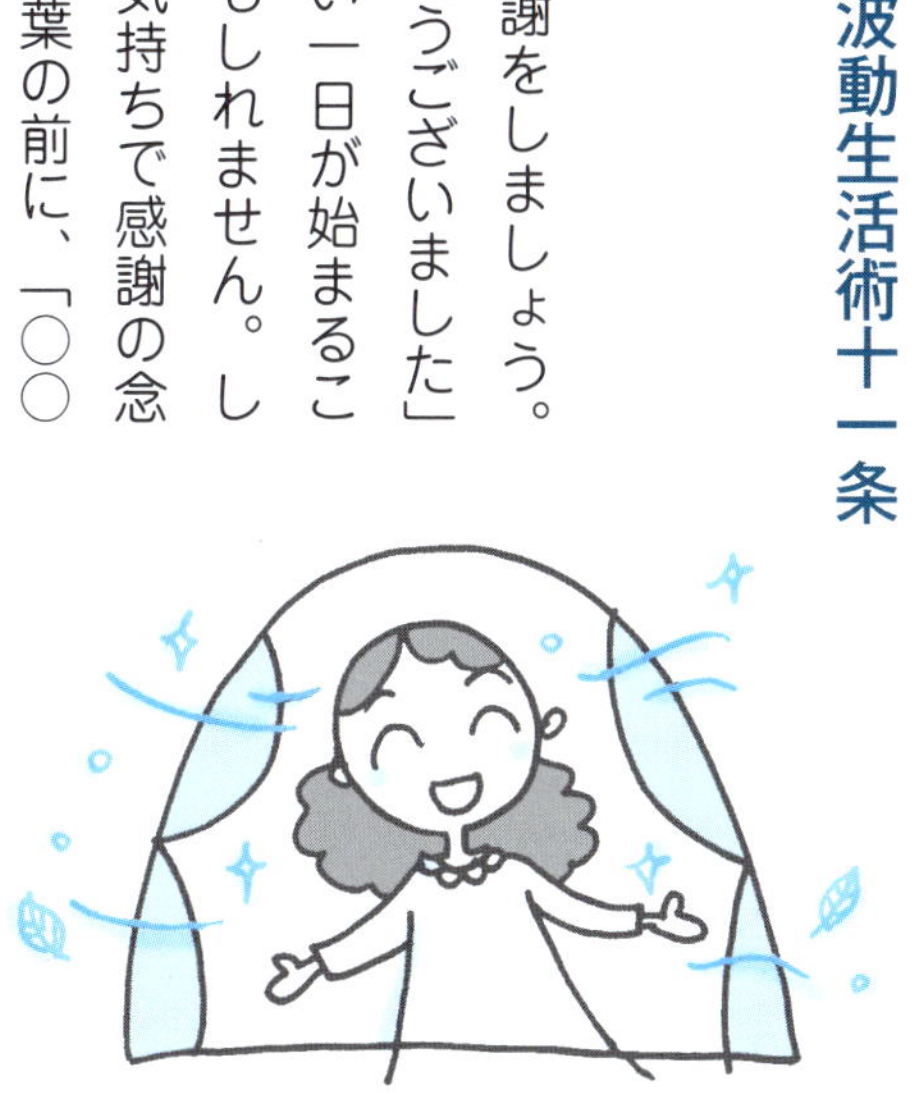

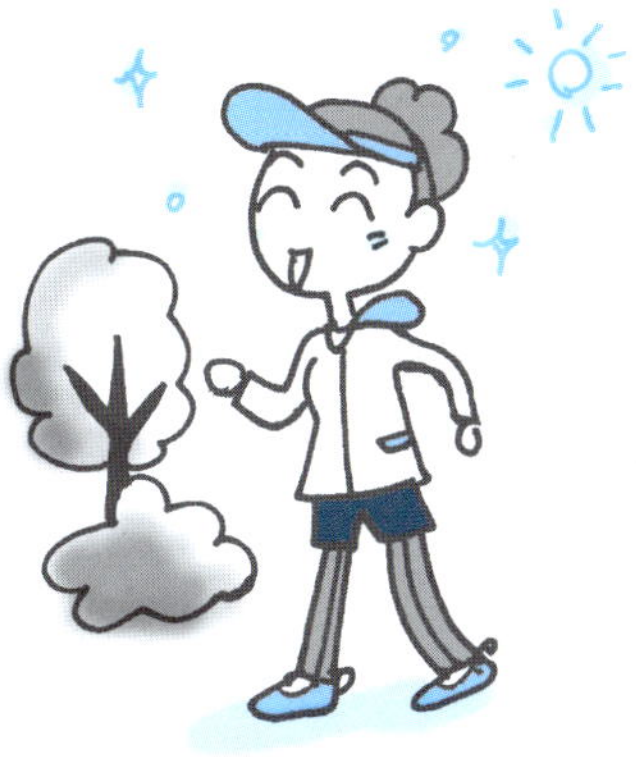

②早朝の散歩をする

太陽の光は、免疫力をアップさせてくれるパワフルな力を持っています。特に、朝日は眠っていた体を目覚めさせ、免疫機能を起動させてくれます。また、心を安定させる効果を持つ脳内物質セロトニンの分泌を活発にします。朝日をたっぷり浴びな

がら散歩をして、活気に満ちた状態で一日をスタートさせましょう。

③お祈りをする

これから始まる一日で自分がやりたいこと、こうありたい姿を口に出して言ってみましょう。照れずに、無邪気な気持ちで言うことが大切です。信仰を持っていたり好きな神仏がいたりする場合は、それぞれの神さまに向かって祈るといいでしょう。大自然や宇宙、あるいは自分自身に祈ってもOKです。自分の心がしっくりする存在を思い浮かべましょう。「○○でありますように」と祈るよりも、「○○でした。ありがとうございました」と過去形で祈るのがいいようです。

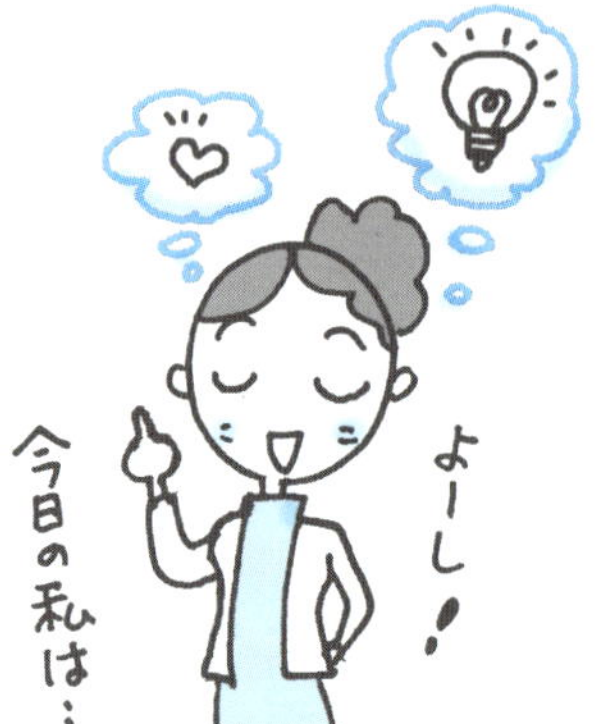

④「いただきます」「ごちそうさま」を言う

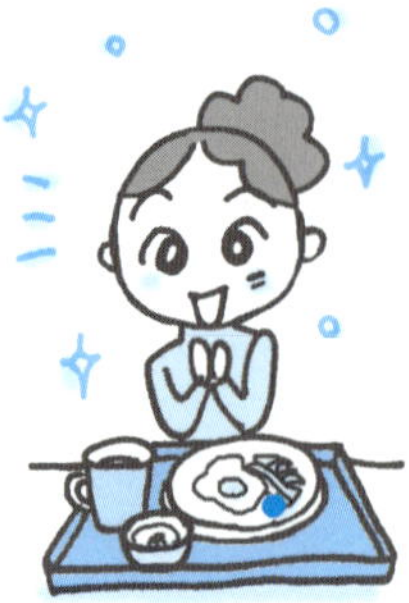

「いただきます」「ごちそうさま」のあいさつは、日本の美しい伝統です。以前は、食事の前後に当然のように聞かれたこの言葉も、最近ではあまり耳にしなくなったような気がします。ひとりで食事をする時や外食をする時も、感謝を込めて声に出してあいさつをしましょう。食事を作ってくれた人、野菜や肉、魚などの食材を生産してくれた人、

お店に並べて売ってくれた人、そして、食事となって命を提供してくれた動植物たち。すべてに感謝をしたいものです。波動が上がるだけでなく、消化もよくなります。

⑤気持ちよくあいさつをする

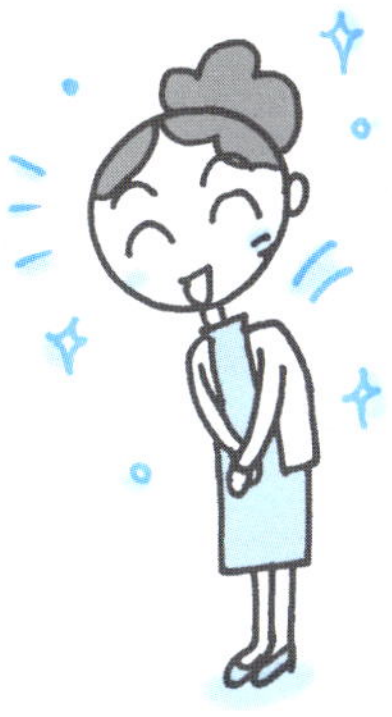

あいさつをする時は、「笑顔」と「元気な声」を心がけましょう。おなじ「おはようございます」でも、笑顔で言う時と目を伏せて小さな声で言う時では、波動が全く違います。「こんにちは」「おつかれさまです」「ありがとうございます」「お元気ですか」「お気をつけて」。あいさつは、あなたから相手に送る波動のプレゼントです。どんなあいさつも、心を込めてはっきりと言いましょう。

⑥大自然に語りかける

できれば、週末には時間を取って山や海、森などに出かけましょう。大自然に触れると気持ちがリラックスして、自然に波動が上がります。大きく深呼吸してきれいな空気を体に取り入れましょう。風を感じてみるのもいいでしょう。そして、木々や草花に語りかけてみてください。自然に対する感謝の気持ちが湧いてくるはずです。

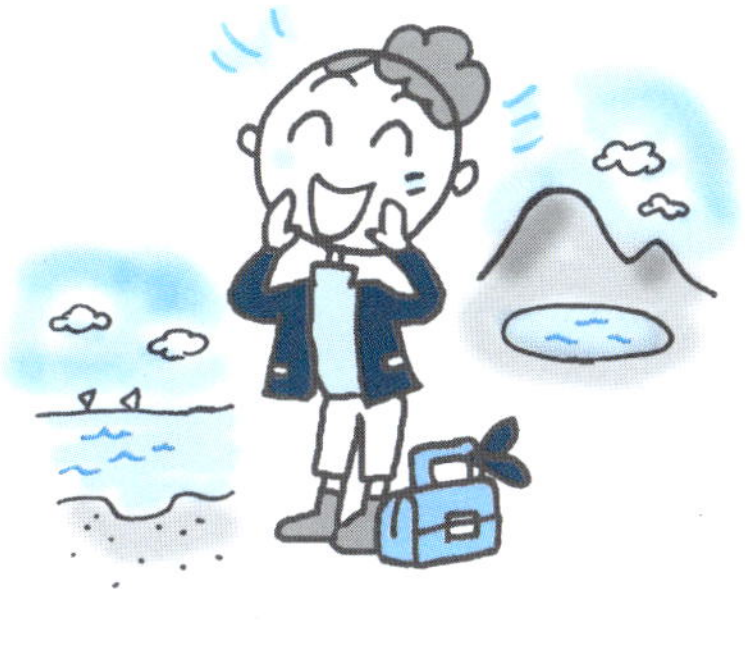

⑦土と親しむ

自然の中に出かけた時に、裸足になって土を踏みしめてみましょう。遠出をすることができなければ、近くの公園（波動のよさそうな気持ちのよい公園をお勧めします）や、自宅の庭でもかまいません。電子機器類や電化製品にかこまれた私たちの体には、知らず知らずのうちに電磁波や静電気がたまっています。大地に足が直接触れることで、足がアースの役割を果たし、たまっていたエネルギーが吸い取られ、心身ともにすっきりするはずです。最後には、大地への感謝も忘れずに。

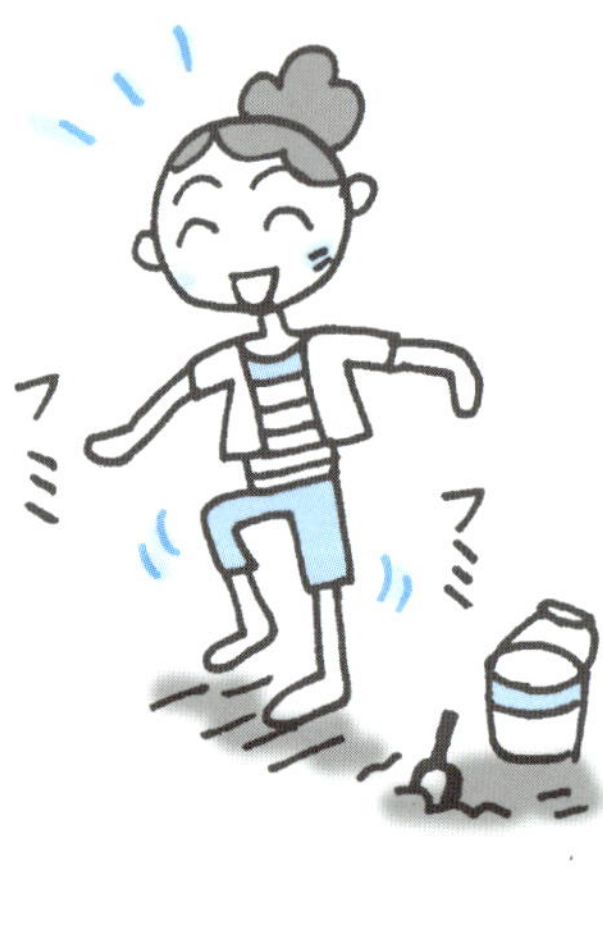

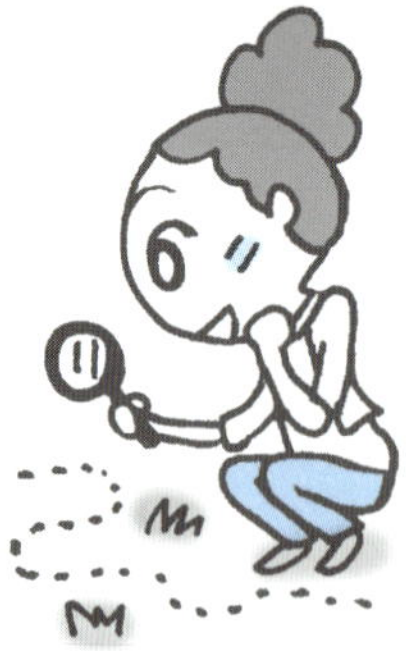

⑧虫や小動物の命を大事にする

生きとし生けるものを慈しみ愛する気持ちは尊いものです。しかし、小さな虫や小動物に対して、私たちはついぞんざいな扱いをしてしまいがちです。うるさいハエや忌々しい蚊でさえ、ひとつの命であることにかわりはありません。退治する前に、「向こうへ行ってね」と優しく語りかけてみてください。ほとんどの場合、離れていくかおとなしくなるかしてくれます。アリを踏まないように注意するといったささいなことでも、気をつけて実践していくと波動が変わっていきます。

⑨思いをため込まないようにする

ひとつの思いをため込むと、体という小宇宙は不協和音を発し始めます。ひいては、それが心身のトラブルや病気という形で現れてしまうことになりかねません。そうなる前に、思いを小出しにしていきましょう。

ネガティブな思いを相手かまわずぶつけるのはよくありませんが、しかるべき人に冷静に話すのは、思いをため込まないために有効な方法です。声に出して話すのがベストですが、できない場合は文章にしてもいいですし、独り言を言ってみるのもいいでしょう。ペットに聞いてもらう、カラオケに行く、気の置けない仲間と適量のお酒を楽しみながら楽しくおしゃべりする等の方法もお勧めです。

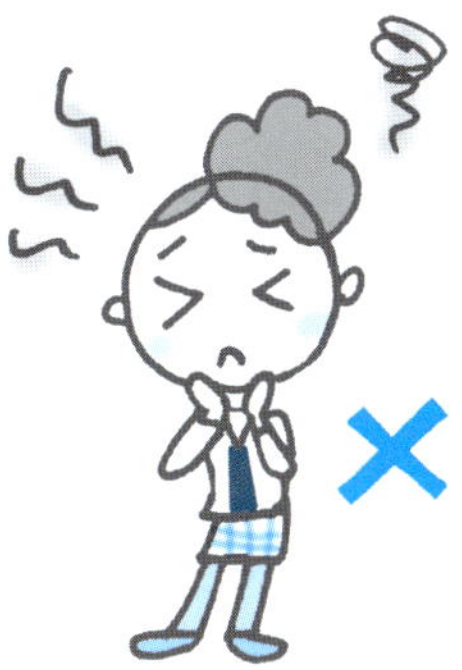

⑩相手の立場に立ってもう一度考える

社会では、固有の波動を持った人間同士がひとつの場を共有するのですから、周りの人と意見が食い違ったり、感情の摩擦が起こったりするのは当然です。その際に、「相手が悪い」と決めつける前に、「なぜあの人はこんな行動を取るのだろう、こんなことを言うのだろう」と考えてみましょう。

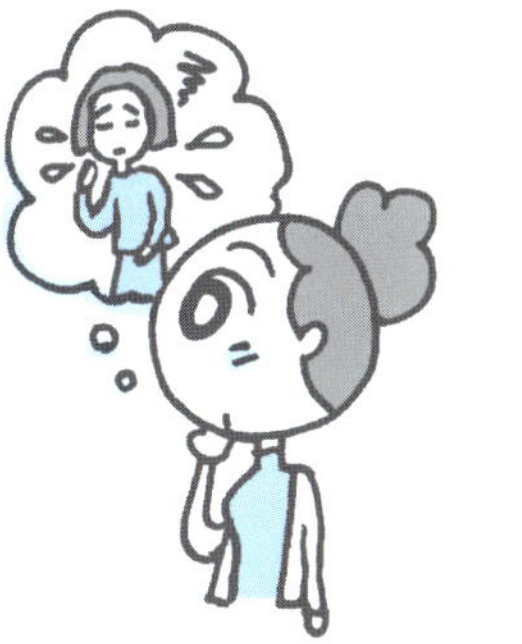

その際に気をつけて欲しいのは、その人の生い立ちや生活環境、立場に立って考えるということです。相手の視点で物事を考えると、相手と同じ波長が生まれます。すると、それまで腹立たしかったことが全く気にならなくなり、お互いに仲良くなれたりするものです。結果、マイナスの波動が消え、自分も相手も幸せになることができます。

⑪よい水を飲む

私たちの身体の七〇%は水です。水は、体の細胞のひとつひとつに蓄えられています。その水に記憶された波動の情報によって、私たちはコントロールされているのですから、どんな健康法を実践するよりも、どんなに高額なサプリメントを飲むよりも、よい水を飲むのが一番なのです。

よい水とは、「あなたがおいしいと思う水」のこと。甘く感じられれば、それがベストです。有名な聖地の水や評判の高い水であっても、あなたがまずいと感じたら、それはあなたには合わない水です。同じ水でも時間が経過していたり、あなた自身が変わったりしたらおいしく感じなくなることがあります。その時はまた新たに、自分に合う水を探していきましょう。

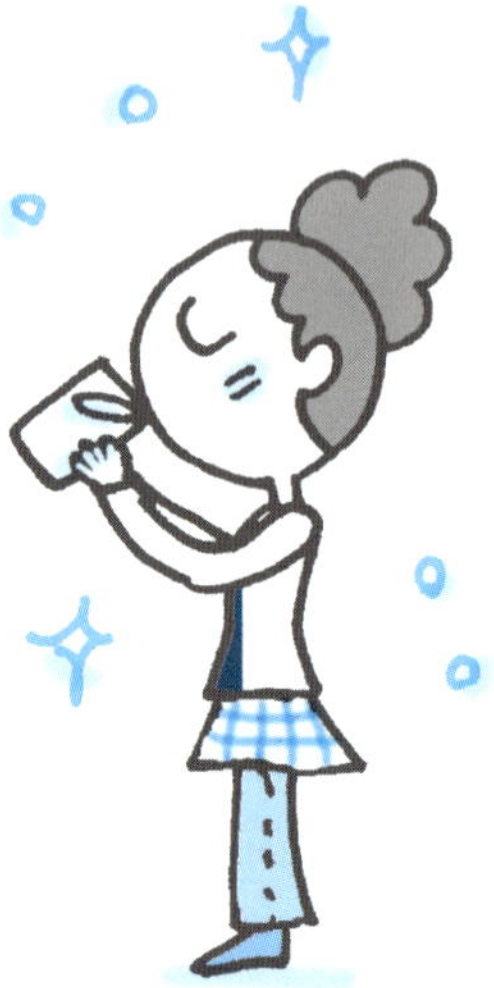

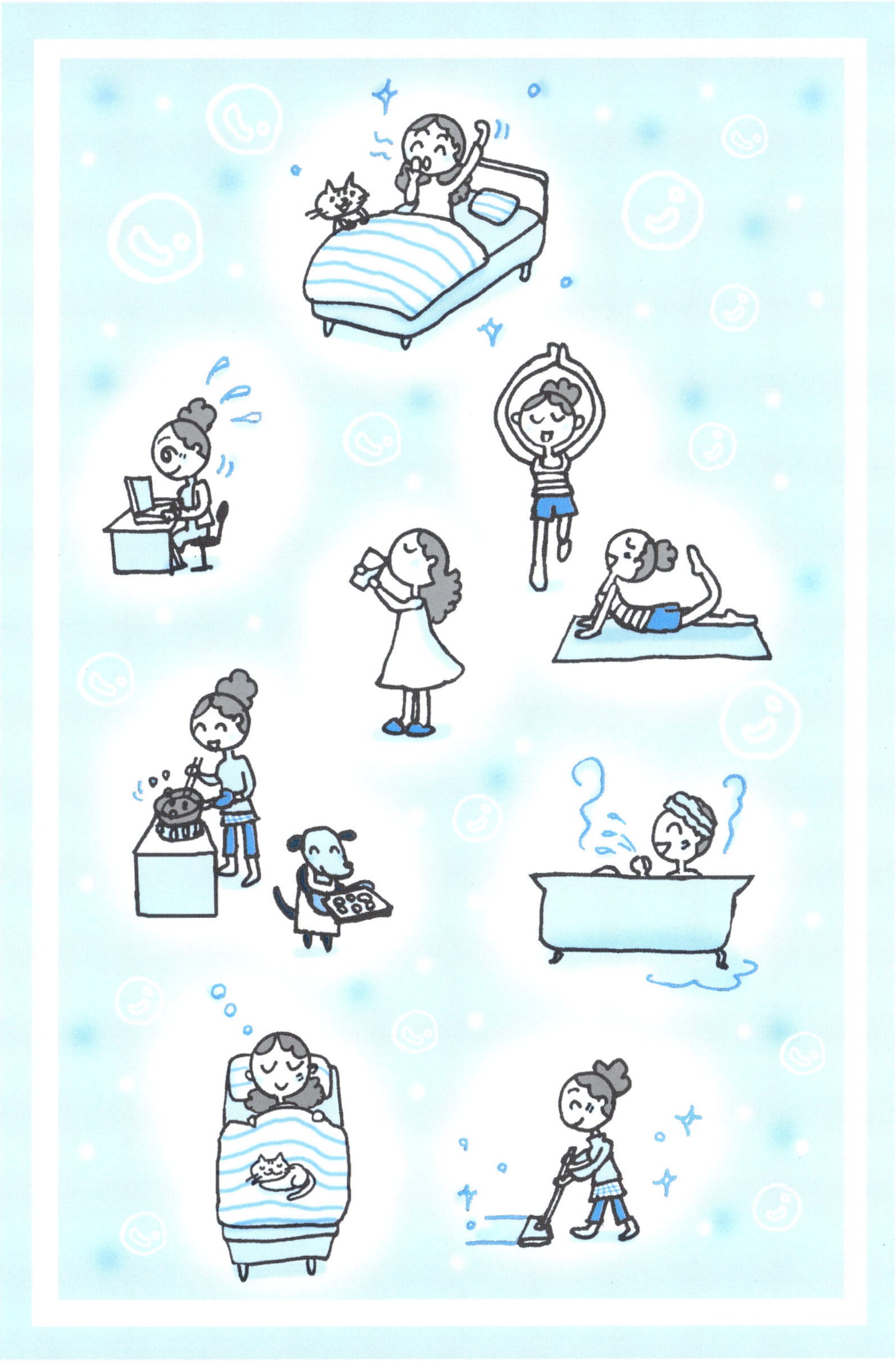

第五章
波動が引き寄せる幸せな未来

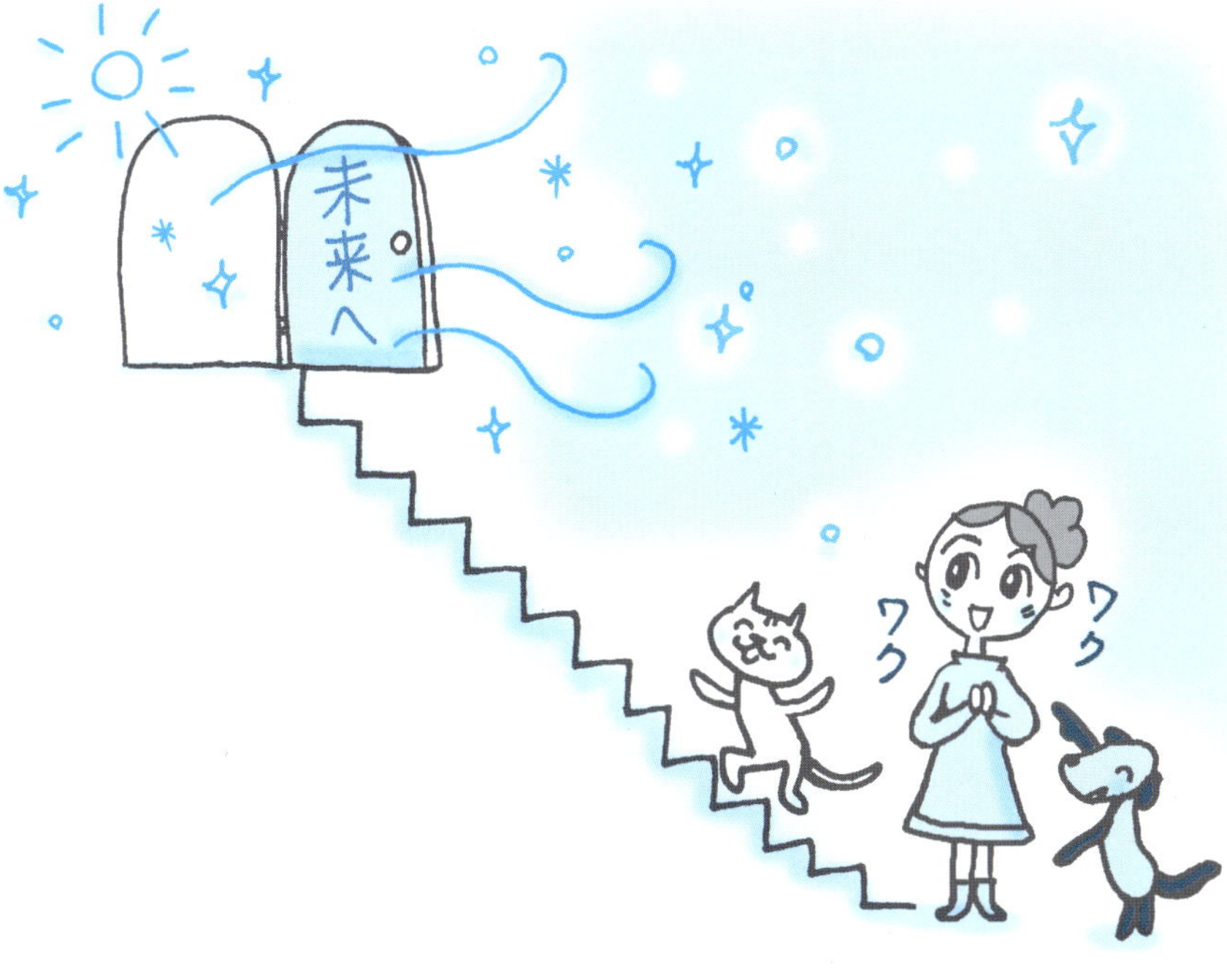

人間という完璧な存在

レオナルド・ダ・ヴィンチは、五〇〇年も前に「人間の肉体ほど完璧な造形美はない」と述べています。私も全く同感です。肉体美の極みである古代ギリシャでつくられたミロのヴィーナスやミケランジェロのダビデ像などを見ていると、飽きることがありません。

この美しい人間は、なぜ、どのようにして、この地球に誕生したのでしょう。

人類誕生の神秘に思いをめぐらせた時、私がたどり着いたのが「大いなる何か（サムシング・グレート）」の存在でした。私は、特定の宗教を持っていません。また、哲学者でもありません。しかし人間の存在の根源を考えていくと、「神」「創造主」としか呼びようのない、大いなる存在の働きを感じざるを得ないのです。

水と波動の驚異に満ちた世界を探索して、私が導き出した答えは次のようなものです。

創造主（神と言い換えてもいいでしょう）が世界を創られた時、恵み深い太陽から送られてくるエネルギーを、さまざまな振動に置き換えていきました。それが「言葉」です。同じタイミングで、液体にも、気体にも、個体にも自由自在に変化する摩訶不思議な物質、水が地球に送られました。太陽のエネルギーと水が神の意思によって絶妙に振動し、共鳴し合い、万物は創造されたのです。このことが、聖書では「はじめに言葉ありき」という記述で説明されています。

言葉とは、音（振動）の組み合わせだと前にお話ししました。「音」という文字は「日が立つ」と書きます。これは、太陽の光が創造主の意思によって振動する様子を表しているのでしょう。

命あるものは皆振動しています。「音」を出しています。振動が止まった時、私たちの命の火も消えていきます。生き物は、食べ物、水、酸素などを通して新しい振動を常に取り込まなければ生き続けることはできません。「命」という文字の中に「叩く」という字が入っているのは、決して偶然ではありません。太陽から送られた振動で私たちの命が創られ、生かされていることを示しているのです。

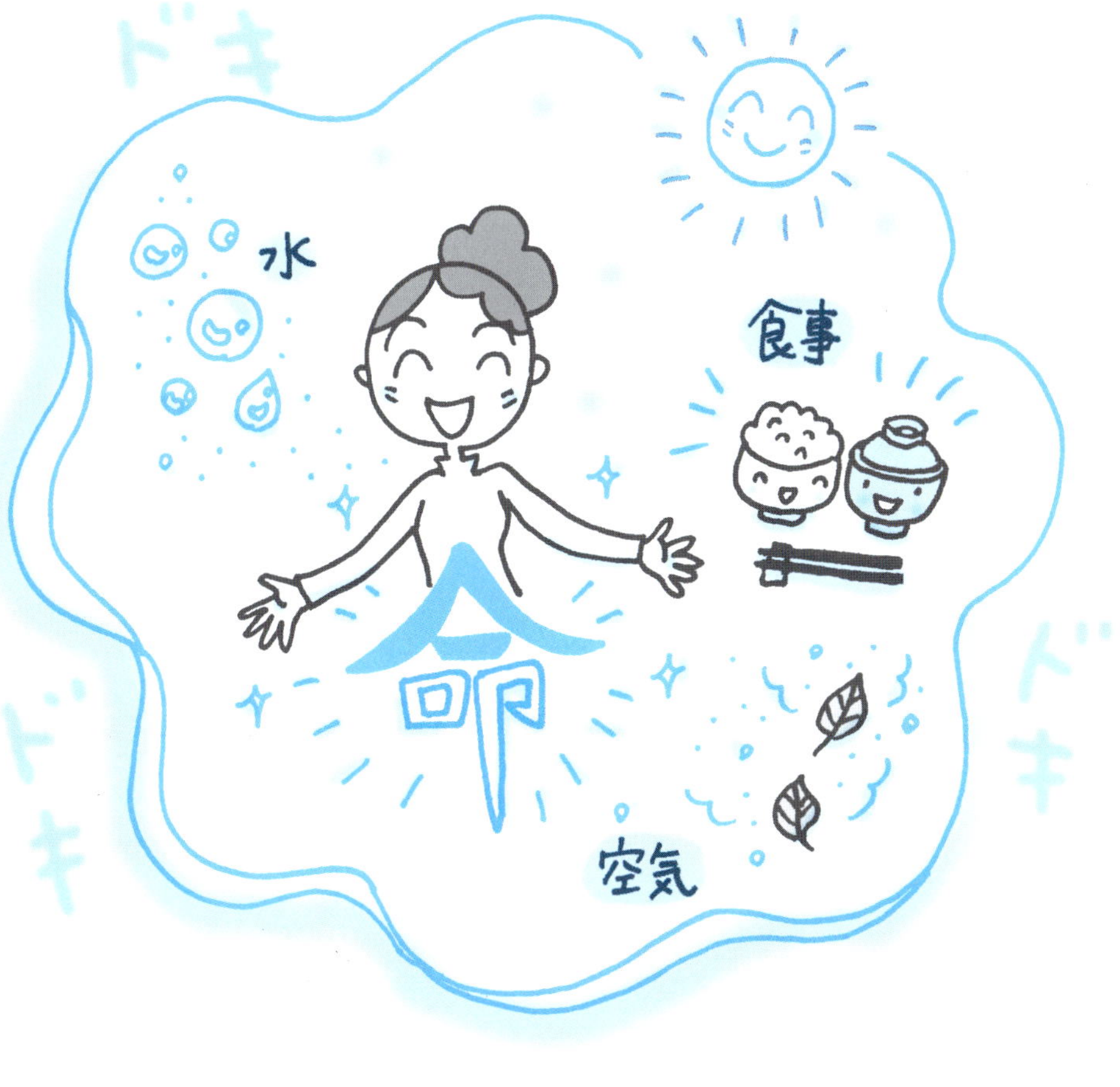

では、人間はなぜ創られたのでしょうか。

人間は、神の姿をそのまま映していると言われます。神は自分の分身として人間を地球に遣わしたのです。それは、万物を調和させるコーディネーターの役目を担わせるためでした。神は、地球を託すために私たち人間を創られたのです。自分の思い通りに音（波動）を出せるのは人間だけであるという事実が、そのことを証明しているでしょう。

神の分身である私たちは、本来は波動バランスが取れた完璧な存在です。私たちが望めば、人間同士はもちろんのこと、あらゆる動物や植物たちともお互いに共鳴し合い、共に美しい世界を築くことができます。創造主である神は、そんな地球になることを望んでおられるにちがいありません。

しかし今、その能力を完全に生かしきっている人がどれだけいるでしょうか。さまざまなネガティブ要因に翻弄され、本来の可能性を生かしきることができず、右往左往して人生を終わる人が多いのではないのでしょうか。

筑波大学の村上和雄名誉教授によれば、人間の遺伝情報を運ぶＤＮＡの活性化率は、ほんの三％だそうです。神が与えてくださった残りの九七％の遺伝子を活性化させていくためにも、これまでにお伝えしたことを実践していただきたいと切に願います。

太古の昔に起きたことを検証することは誰にもできません。今お話ししているのは、あくまでも私の立てた仮説です。しかし、研究を積み重ねた結果たどり着いた「確信」でもあります。

□ 誰でもできる「雲消しゲーム」

「自分には無限の能力がある」と、口で言うのは簡単です。実際に、そう意識して唱えることで、眠っていた能力を引き出した例はたくさんありますし、あなたにももちろんできるでしょう。

しかし私たちの多くは、長年蓄積した否定的な刷り込みを持っています。赤ちゃんは無限の可能性を持って生まれてきますが、成長して大人になる過程でほとんどの人が「あれはダメ、これはやっちゃいけない」「周囲に合わせて生きなさい」と言われて育ちます。「横並び教育」という言葉があるように、残念ながら日本の社会は突出した個性を歓迎しない文化を持っています。ですから、私たちは無意識のうちに自己否定や自己規制を行い、せっかくの可能性を自分でつぶしてしまう生き方を選びがちなのです。

これは、本当にもったいないことです。

自分の可能性を実感できれば、きっとあなたは自信を持って、これからの人生に踏み出していけるでしょう。あなたの持っている力を目で見ることができるゲームをご紹介しましょう。

それは、空に浮かぶ雲を自分の意思で消す「雲消しゲーム」です。

これまでも何度か紹介していますが、新しい時代を迎える今こそ、ぜひこのゲームにチャレンジし、自分の力を再確認してほしいのです。我々人類が明るい未来を築くためにも、ひとりひとりが自分の能力に目覚め、波動の達人となって生きていく必要があるのです。

たぶん、あなたは「雲を消すなんて、魔法みたいなことができるわけないじゃない！」と思うでしょう。もしかしたら、「ここまで言われるとついていけないな」と感じるかもしれません。意識の力、波動の力を知っている私でさえ、はじめは我が目を疑ったのですから無理はありません。しかし、実際にこの目で見て私や周囲の人間も何度も成功しているのです。さっそく、最初に雲消しゲームを知った時のいきさつからお話ししましょう。

十数年前、商用でアメリカを旅行していた時のことでした。アリゾナを車で走っていた時、同行者のN社長がこう切り出したのです。

「江本先生、あそこに小さな雲がありますね。よく見てくださいよ。私が今からあの雲を消して見せますから」

私と同乗者は少々疑いながらも、N社長が指さす雲を見つめました。

すると一分ほどで雲の形が変化し、およそ五分後には完全に姿を消してしまったのです。N社長はこの現象を『スピリチュアル・ヒーリング』（日本教文社刊／ベティ・シャイン著）という本で知ったと教えてくれました。

その本によると、このゲームにはいくつかのコツがあるとのことでした。それは、
①一生懸命やらないようにする。のぼせてやるとエネルギーがうまく飛ばない。
②レーザー光線のようにエネルギーが自分の心からまっすぐ飛び雲の中に入っていくところを想

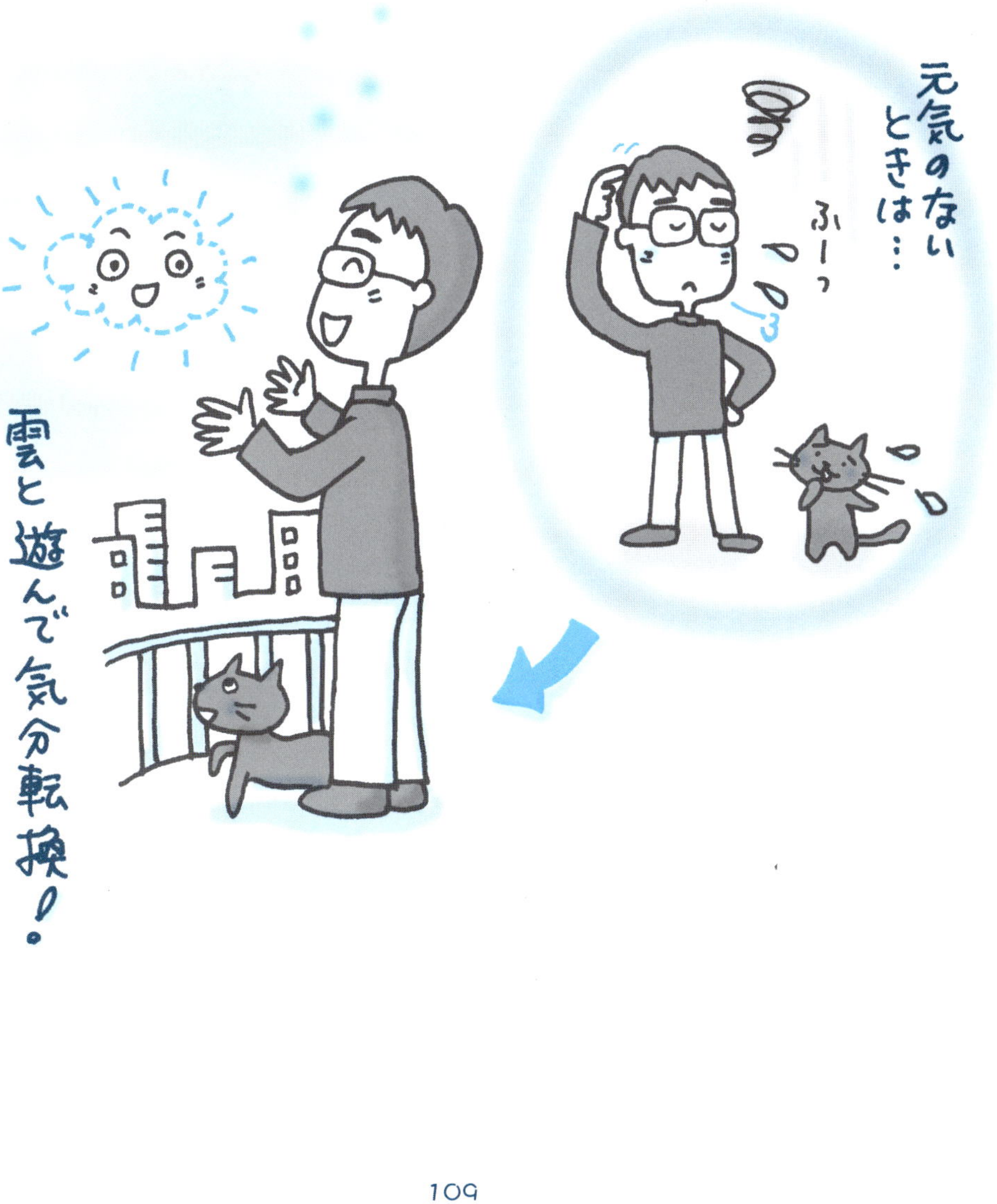
元気のないときは…
ふーっ
雲と遊んで気分転換!

像しながら、雲全体に照射する。
③「雲は消えました」と過去形で言う。
④雲を消したエネルギーに対して「ありがとうございました」と過去形でお礼を言う。
の四つです。

少しでも「本当かなあ」「私にできるかな」といった疑いや不安が混じると、この実験は成功しません。ひとかけらの曇りもない心で成功を信じて行えば、必ず成功します。

著者のベティ・シャインさんは、「肯定的な態度で心を広げエネルギーを高めると、無尽蔵の貯水池からエネルギーをくみ出すことができる」と考え、能力を確かめ育てる方法のひとつとしてこのゲームを考案したそうです。

雲は水の集合体で、しかも気体なので、比較的早く変化を見せてくれるのでしょう。このように、私たちの意思は物質を変化させるだけのパワーを持っているのです。

自信を失った時、不安や不満が出てきた時、今ひとつやる気が出ない時、ぜひ気軽に楽しみながら雲と遊んでください。必ず、元気が湧いてくるはずです。

あなたの能力を最大限に生かすには

創造主に遣わされた存在である私たちには、天から託された使命「天命」が与えられています。これからの時代を生き抜くために何よりも大切なのは、その天命を知って生きることです。天命に従って生きる私たちの波動は、大いなる存在の波動と共鳴します。

天命というと、世の中のためになるような社会活動をしたり、多くの人を感動させる芸術作品を創ったりしなければならないような印象があるかもしれません。しかし、決してそのような特別なことだけが天命ではないのです。

温かい家庭を築き毎日笑顔で家族を送り出すことが、あなたの天命かもしれません。属している組織がスムーズに動くように心を配り、気持ちよく働ける環境を整えることがあなたの天命かもしれません。天からもらった命に感謝し、与えられた天性を発揮して周囲のために尽くすこと、そして、最期まで自分の人生を懸命に生き抜くことが、天命を生きることにつながります。どんな仕事をしているかではなく、「どんな生き方をしているか」が重要なのです。

天命に沿って生きていこうとする時、天は私たちにサインを送ってくれます。

鳥肌が立つような経験をした時、シンクロニシティ（共時性、意味ある偶然の一致）が起きる時、それは天からGOサインが出た合図です。

最近、どんな場面で鳥肌が立ったか思い出してみてください。すばらしい景色を見た、美しい音楽を聴いた、感銘を受ける話を聞いた……。いずれも、感動や興奮に心が打ち震えた時ではないでしょうか。心が震えるほど感動する時、あなたの中の水も振動しています。体内の水は、あなたが先祖から受け継いできた遺伝子情報を有しています。その情報とあなたの体験がリンクした時、鳥肌が立ち、あなたにサインを送るのです。

「鳥肌体験」が起きる時は、あなたのＤＮＡが活性化し内

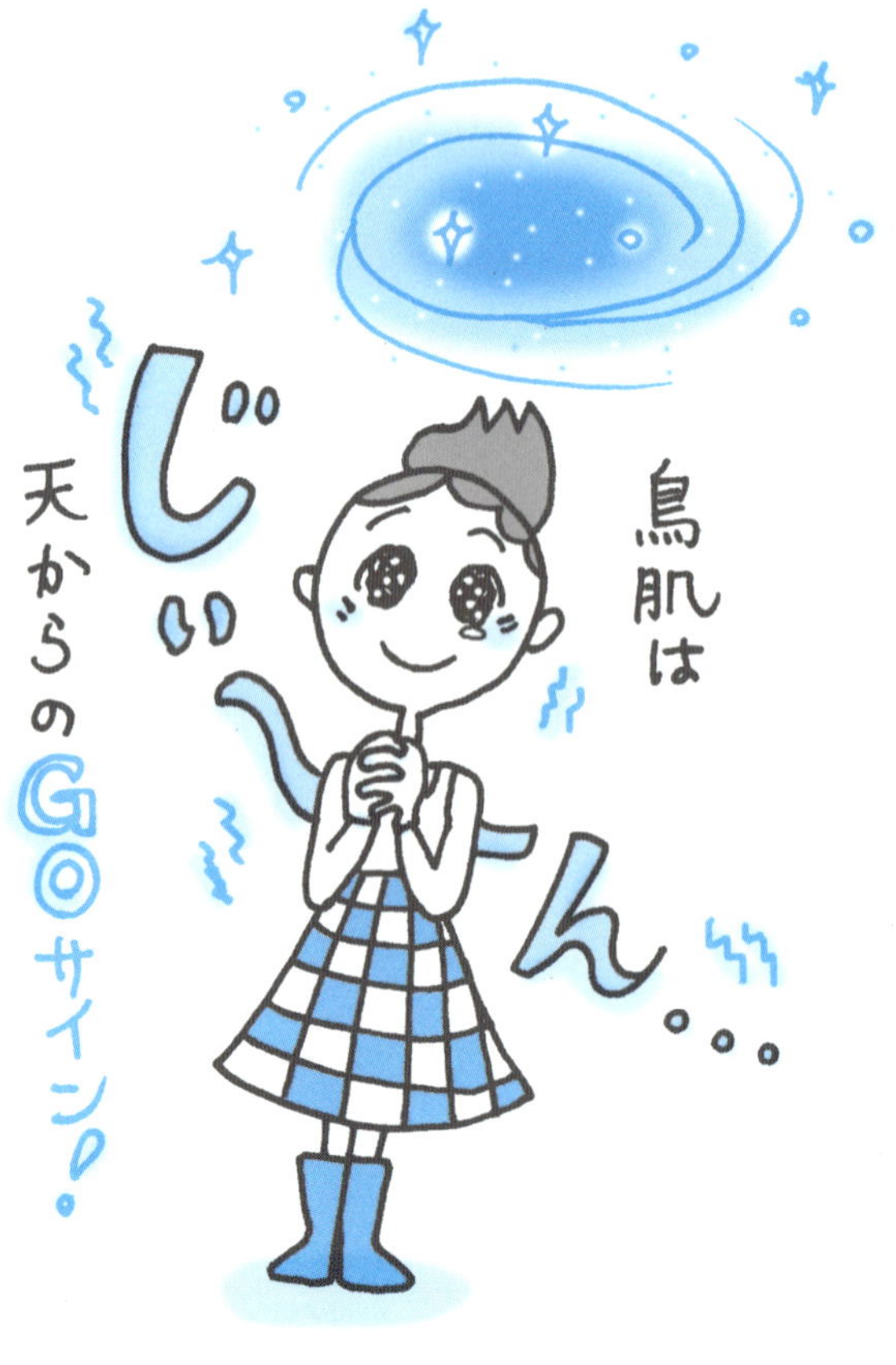

なる能力が目覚めつつある時だと覚えておきましょう。

鳥肌が遺伝子からのサインだとすれば、シンクロニシティは宇宙からのサインだと考えていいでしょう。

ここで言う宇宙とは、虚空の闇が広がる空間のことではありません。私たちが生きている多次元の世界のことです。私たちが生活するこの地球は三次元ですが、宇宙には、四次元、五次元という異なった次元が存在しています。特に、近年ハーバード大学准教授リサ・ランドール氏の研究でその存在があきらかになった五次元は、世界の注目を集めています。

五次元は、三次元に影響を与える「情報の海」です。五次元とのパイプを強めていくことが、波動バランスを取り天命を生きるための大きな助けになるでしょう。五次元とのつながりを深める方法は簡単です。波動を高める生き方をすれば、自然に五次元とアクセスしやすくなっていきます。

シンクロニシティは、この五次元からのサインです。会いたいと思っていた人に偶然会う、新聞やテレビで同じ言葉を何度も目にする、たまたま行った場所で欲しかった物が見つかる、思いもよらない展開で物事がいい方に動き出す。私たちが無意識のレベルで五次元にアクセスし始めると、そんな出来事がひんぱんに起こり始めます。

シンクロニシティを「ただの偶然」だと片付けてしまうと、天命にはつながっていきません。この出来事にはどんなポジティブな意味があるのだろうと考え、能動的に行動していくことが大切です。あなたの周りに起きる偶然の一致を注意深く見ていくと、必ずあなたの人生をひらいていく情報や体験が待っているでしょう。そのためには、いつも心をオープンにし、宇宙が送ってくれるメッセージを受け取る必要があります。

私も最近、おもしろいシンクロニシティ体験をしました。ひとつは講演やイベントで訪れた海外の地で、わずか三週間の間に立て続

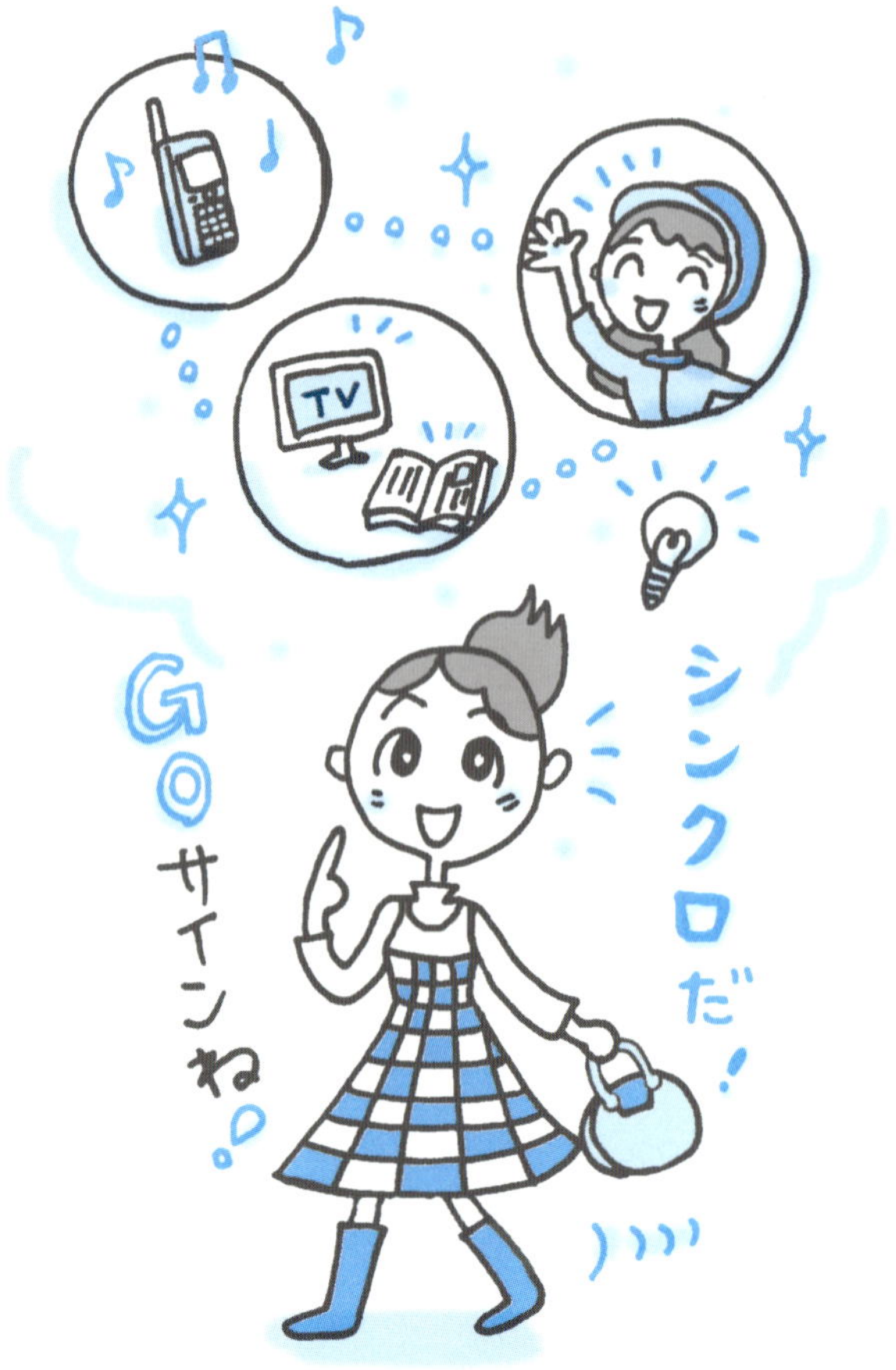

けに三回も大きな虹を見たことです。最初に見たロシアでは、虹は天からの祝福を意味すると教えてもらい、スタッフや参加者と一緒に喜びました。しかしその後、カナダ、スペインと続けて二回も遭遇したので、さすがに驚きました。もっと驚いたのは帰国後に世界地図を見たときです。私が虹を見た三つの場所は、ちょうど地図上に等間隔で並んでいたのです。地球に示された大きな祝福と浄化を感じた感動的な体験でした。

もうひとつは、世界に十三個あると言われているクリスタル・スカル（ドクロ型の水晶。人工物ではないと言われている）にまつわるシンクロニシティです。

昨年、南アフリカを講演で訪れたときのことです。心理学者として活躍するワルシュ博士が、このクリスタル・スカルを持ってきて見せてくれました。正直なところ、その際には「世の中には不思議なものがあるものだ」という感想しか抱きませんでした。ところが、日本へ帰国する飛行機の中で、偶然見た映画にクリスタル・スカルが出てきたのです。そのタイトルは「インディ・ジョーンズ／クリスタル・スカルの王国」。主人公が南米にクリスタル・スカルを探しに行くストーリーです。「これは、何かあるのかな」と感じていた矢先、次に訪れたロサンジェルスで、あるネイティブ・アメリカンの女性が、またもやクリスタル・スカルを持ってたではありませんか。

クリスタル・スカル自体にどんな意味や由来があるのかは、わかりません。しかし、この出来事で、地球に眠っている神秘を解き明かすようにという新たな課題が与えられたように感じています。

水は私たちの体を巡り、地球を循環しています。私たちも淀むことなく、清い水がさらさらと流れるように行動していきましょう。言うまでもなく、私自身も世界中を飛び回っているからこそ、さまざまな鳥肌体験やシンクロニシティ体験に出会えています。興味を持った所にどんどん出かけ、会いたい人に会いに行きましょう。流れに身を置くと、能力を最大限に発揮し天命を生きるために必要な情報や出来事に出会いやすくなります。

今、私たち人類は大きな転換期を迎えています。世界各地で起きている紛争や災害、命を脅かす新ウィルスの登場、環境破壊、なくならない犯罪、広がる格差……。すべては、これまでの私たちの生き方を見直すようにとのメッセージにほかなりません。

新しい生き方の指針となるのが、波動であり、水であると私は考えます。あなたが出した波動は、すべてあなたに返ってきます。あなたの秘めたる力を振動させ、世界に発信していきましょう。

あなたが自らの天命を輝かせ、愛と感謝を持って生きること。それが、あなたの人生を明るく照らし、ひいては、私たち人類の未来を明るく照らし出すはずです。

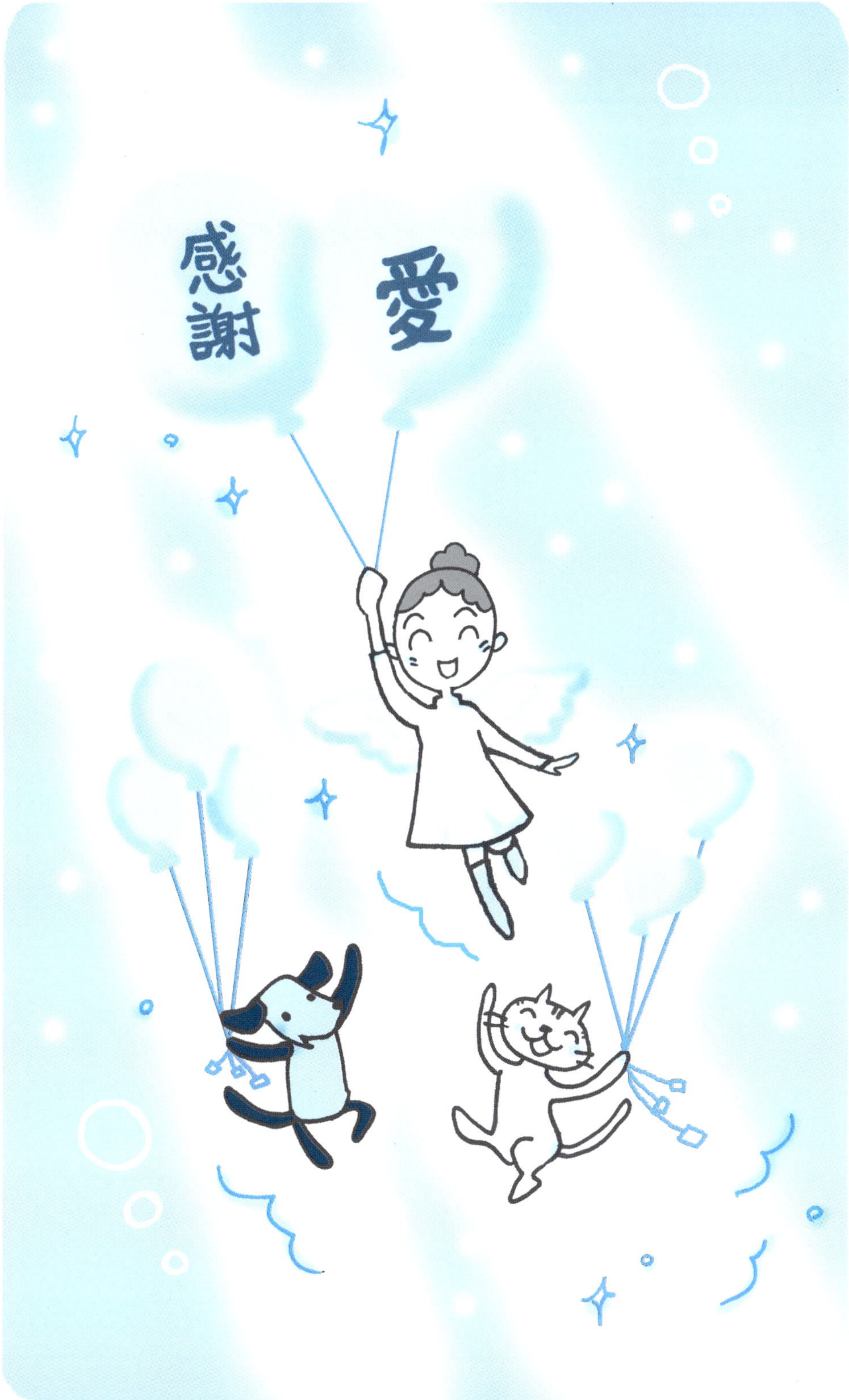
感謝
愛

あとがき

私と波動との出会いは、一九八七年、アメリカで当時開発されたばかりの機器ＭＲＡ（Magnetic Resonannce Analyzer・共鳴磁場分析機）との出会いから始まりましたから、もう二十三年前のことになります。

この機器の源流はヨーロッパにあり、ホメオパシー療法用に開発されたものでした。ホメオパシーというのは日本語では同種療法、あるいは同毒療法と翻訳されていますが、今から二百年ほど前にハーネマンによって確立された代替療法で、イギリスの王室では正式に採用されています。

この療法を簡単に説明すれば、ある毒素が体の中に入ってその人に異常な症状をもたらしているとき、その毒素をある率で希釈して与えると、その毒素が消えて、症状もなくなる、というものです。

薬を使わない療法であるし、その病気の原因となった毒素を微量と言えどもさらに患者に与えて治療するということは、常識的には危険なことだと思われがちなので、いまだに西洋医療の現場ではこれを正式には認めていない国が多いようです。わが国でももちろん例外ではありません。

しかし、これをもっとわかりやすく説明すれば、この療法は騒音対策に用いられている消音技術とまったく同じ概念であると言えます。消音技術というのは音をもって音を制するという考えで、現代では日常的に広く用いられています。たとえば、最近の乗用車はエンジンの音がとても静かですが、これはエンジンルームの中で音が全く出されていないということではありません。実は排気量が多ければ多いほど、うるさい音は発生しています。消音技術というのは、その音をコピー（録音）してすぐにそのサイクルのちょうど逆になるようなタイミングで再生させます。そうすると、別添の図のような関係になって互いに相殺しあうことによって、消音されるという考えです。

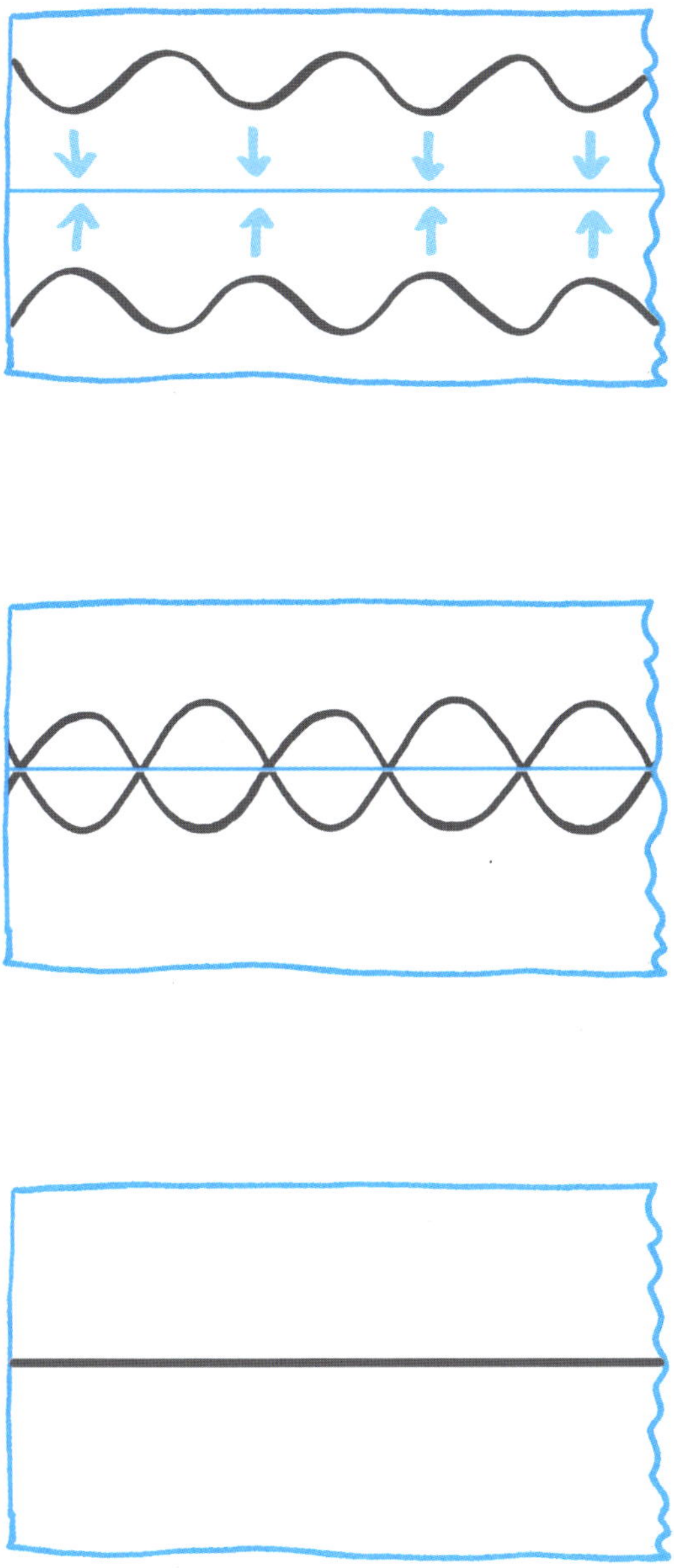

ですから、ホメオパシー療法においては、その人の体の中にどんな毒素が具体的に入っているのかを探る技術が必要となります。そのためにいろいろなものが研究開発されてきているのですが、その中のひとつに波動測定器というものがあったわけです。もっともそれはヨーロッパでは波動という言葉ではなく、ラジオニクスとかダウジングとかいう言葉が使われていましたが、日本ではなじみのない言葉なので、私が波動測定器と名付けたわけです。

二十三年前に私が出会ったＭＲＡという機器は、その当時としては、原始的であったその種の機器にエレクトロニクスを上手に付加した、もっとも進化した波動測定器でした。しかし、超微細な振動情報をキャッチするのには、どうしても人間の体そのものを増幅器として使わなければならなかったため、その測定の正確さにおいて測定者の資質や感性により大きくぶれることがありました。そんな中で私の場合はその資質や感性に恵まれていたようで、その測定結果の正確さにおいて十分に人さまに信頼や満足感を与えることができたのです。

最初は家族や友人たちをモデルにして波動測定の訓練をし、その結果に自信を得た私は、それを業として行うようになりました。いわゆる波動カウンセラーという新しいヒーリングビジネスを始めたのです。私の波動相談所は、オープンしたときから、とてもうまく行きました。初めのころは、私のカウンセリングをを体験して大いなる驚きと満足を得た友人たちが、相談者を紹介してくれました。そしてその相談者たちがまた新しい相談者を紹介してくれる、という理想的なパターンで、相談者が途切れることはありませんでした。予約も次々と入るようになり、あっという間に一年先までうまってしまいました。

その後約七年間、私は自分一人で夢中になって波動カウンセリングを行ってきました。この間、実に一万ケースの波動カウンセリングを行ったと思います。ですから実にさまざまな悩みや苦しみを持つ人が訪れました。実際に癌などの病気となってしまった方、精神的な問題で悩んでいた方と、大きく二つのパターンに分けられますが、それはそれは、訪れた皆さんはここでは書きつくせない問題をたくさん抱えていました。

私のＭＲＡでの波動測定で一番大事なポイントは、相談者がそのときに、あるいはそれまでにどのようなネガティブな思いを持っているか、ということを測定することでした。このＭＲＡという波動測定器は、人間の持つ感情を測定することができたのです。

そして多くの方々の測定結果から、昔から言われている「病は気から」という言葉が正しいことを確認できました。

私はそれらの体験と成果をまとめたものを、一九九二年に『波動時代への序幕』というタイトルでサンロードという出版社から書籍として発売していただきました。当時は本など一度も出したことのない私でしたが、とても評判となり、それがその後の日本に波動ブームを作るきっかけとなりました。一九九七年までの五年間で、『波動の真理』（ＰＨＰ研究所）をはじめとして、波動に関する本を十冊も出版しました。

本書は、以上のような波動相談の実体験から得たさまざまな情報を、読者の皆さんにわかりやすく解説をしたものです。

現在私は、波動カウンセリングの仕事は後輩たちに任せて、水の伝道師として世界各国を忙しく回っておりますが、私の会社であるＩＨＭでは、その後さらに素晴らしい波動測定器「波動アストレア」を導入し、波動カウンセラーの養成に努めています。それは、オーストリア人のエレクトロ技術者であるハンス・シンドラー氏が、私の言霊理論を参考にして二〇〇五年頃に開発した波動測定器です。

それまでの測定器は、人間を媒体としていたので数値が安定しないなどの問題点がありましたが、この機器は、エレクトロニクス技術の向上によって、被験者や測定者の身体を増幅器として使用することなく、波動数値の自動測定ができます。

現在、全国各地で「波動アストレア」を使ってカウンセリングを行っています。ホームページ(http://www.hado.com/emoto/emoto-top.htm) にくわしい情報を掲載していますので、興味のある方はアクセスしてください。

終わりになりましたが、本書を出版するに当たりいろいろとご協力をいただきました株式会社ヴォイスの堀社長、出版事業部の大森さん、神原さん、佐藤さん、編集の江藤さん、素敵なイラストを書いてくださったさくらみゆきさんに、心からお礼を申し上げたいと思います。

ありがとうございました。

江本勝

二〇一〇年一月十日

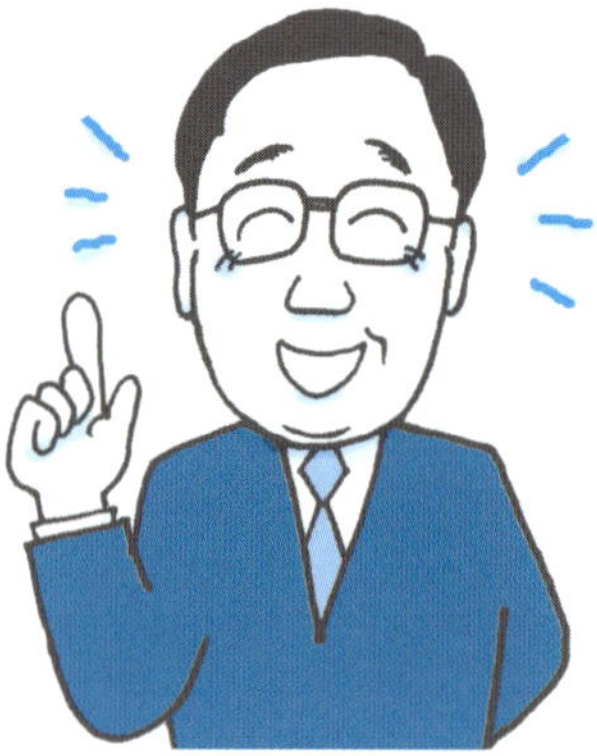

著者紹介

江本　勝（えもと　まさる）

1943年横浜市生まれ。横浜市立大学文理学部卒業。OFFICE MASARU EMOTO代表。水の伝道師。中部読売新聞社（現読売新聞中部支社）を経て、株式会社I.H.M.を設立。2008年合同会社OFFICE MASARU EMOTOを設立。1992年に「オープン・インターナショナル・ユニバーシティ」より代替医療学博士の認定を受ける。共鳴磁場分析器を使った波動の研究と水の結晶写真で話題を呼び、世界55カ国で講演。著書は45カ国で出版され、発行部数300万部を超える。著書『水からの伝言』（波動教育社）、『水は答えを知っている』（サンマーク出版）、『波動の人間学』（ビジネス社）など多数。2014年10月17日、肺炎のため逝去。

OFFICE MASARU EMOTO
www.masaru-emoto.net
☎ 03-3863-0216

幸運を呼び込む、日本一使える波動の本

2010年02月22日　第1版第1刷　発行
2023年03月31日　　　　　第6刷　発行

著者　江本　勝
装幀　児崎雅淑（芦澤泰偉事務所）
編集　office 伝
発行者　大森　浩司
発行所　株式会社ヴォイス
〒106-0031　東京都港区西麻布3-24-17　広瀬ビル
☎ 03-5474-5777（代表）
FAX 03-5411-1939
www.voice-inc.co.jp
印刷・製本　藤原印刷株式会社

ISBN978-4-89976-248-5　Printed in Japan